AF617596

ATENCIÓN FARMACÉUTICA EN LAS INTERACCIONES ENTRE MEDICAMENTOS Y ALIMENTOS: GUÍA RÁPIDA PARA LA FARMACIA

Antonio Álvarez-Cienfuegos De Aguirre

Atención farmacéutica en las interacciones entre medicamentos y alimentos: Guía rápida para la farmacia

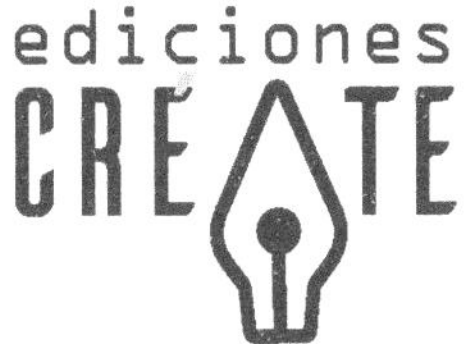

Primera edición: diciembre 2024

EDITA:
Editamás, editorial y contenidos digitales

DEPÓSITO LEGAL:
BA-000717-2024

ISBN:
978-84-129765-1-9

MAQUETACIÓN, IMPRESIÓN Y PEDIDOS:
www.editamas.com
924 180791
Impreso con tintas ecológicas
Impreso en papel con certificado FSC

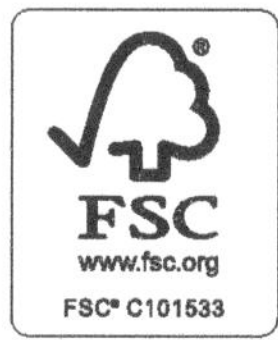

PRÓLOGO

En el mundo actual, donde la información sobre salud y bienestar está al alcance de todos, la atención farmacéutica se ha convertido en un componente esencial para garantizar la seguridad y efectividad de los tratamientos médicos. A menudo, se subestima la importancia de las interacciones entre medicamentos y alimentos, y el impacto que estas pueden tener en la salud del paciente. Sin embargo, este es un campo que, como farmacéutico, es crucial dominar para proteger a los pacientes y optimizar los resultados terapéuticos.

Las interacciones medicamento-alimento pueden afectar la absorción, distribución, metabolismo y eliminación de los medicamentos, alterando su eficacia o incluso generando efectos adversos graves. Con el avance de la ciencia y la tecnología, se han identificado muchas de estas interacciones y se han desarrollado estrategias para manejarlas eficazmente. Sin embargo, la educación y la prevención siguen siendo herramientas clave en la práctica diaria de la farmacia.

Este libro busca proporcionar a los farmacéuticos una guía exhaustiva y práctica sobre cómo identificar, prevenir y educar en las interacciones entre medicamentos y alimentos. Desde los fundamentos de las interacciones hasta casos prácticos y recomendaciones de manejo, este recurso está diseñado para ser una herramienta accesible y útil en la atención al paciente.

El papel del farmacéutico como educador y asesor es más importante que nunca. A través de la formación y el uso de recursos modernos, los farmacéuticos pueden desempeñar un papel decisivo en la mejora de la calidad de vida de sus pacientes. Este libro tiene como objetivo capacitar a los farmacéuticos para que se conviertan en los aliados más informados y proactivos en la promoción de una atención segura y eficaz.

Al leer estas páginas, espero que puedas profundizar en tu comprensión de este tema y sentirte mejor preparado para asesorar a tus pacientes en el uso de medicamentos y alimentos de manera que maximicen los beneficios y minimicen los riesgos. La atención farmacéutica en el manejo de las interacciones medicamento-alimento es una inversión en la salud y bienestar de cada paciente y en la sostenibilidad de los sistemas de salud.

Bienvenido a este viaje de descubrimiento y aprendizaje. Que este libro te inspire a seguir fortaleciendo tu papel como un profesional de salud fundamental en la comunidad y un defensor de la salud y seguridad del paciente.

INTRODUCCIÓN

En el ámbito de la atención farmacéutica, el conocimiento de las interacciones entre medicamentos y alimentos es fundamental para asegurar la seguridad y eficacia de los tratamientos. Aunque las interacciones entre medicamentos y alimentos han sido un tema de estudio durante décadas, su relevancia en la práctica diaria del farmacéutico sigue siendo un aspecto crucial y, a menudo, subestimado. Estas interacciones pueden alterar la farmacocinética y farmacodinamia de los medicamentos, influir en la absorción, distribución, metabolismo y eliminación de los fármacos, y, en consecuencia, impactar la efectividad del tratamiento y aumentar el riesgo de efectos adversos.

Relevancia de las Interacciones Medicamento-Alimento en la Atención Farmacéutica

Las interacciones medicamento-alimento se producen cuando un alimento afecta de manera significativa la absorción, metabolismo, distribución o excreción de un medicamento. Este fenómeno puede modificar la manera en que el medicamento actúa en el organismo y, por lo tanto, impactar su efectividad y seguridad. Por ejemplo, el consumo de pomelo puede interferir con la metabolización de ciertos medicamentos, como las estatinas y algunos antihipertensivos, debido a su efecto inhibitorio sobre las enzimas del citocromo P450. Esto puede llevar a concentraciones plasmáticas elevadas, aumentando el riesgo de efectos adversos, como toxicidad hepática o problemas musculares. De manera similar, la vitamina K en alimentos de hojas verdes puede contrarrestar la acción de los anticoagulantes como la warfarina, disminuyendo su efectividad.

El farmacéutico, como profesional de la salud con un conocimiento detallado sobre medicamentos, es el primer punto de contacto para educar a los pacientes sobre estos riesgos y ofrecer estrategias para mitigarlos. La atención farmacéutica adecuada requiere una comprensión completa de cómo los alimentos y los medicamentos interactúan y la capacidad de comunicar esta información de manera comprensible y efectiva a los pacientes.

Impacto en la Efectividad Terapéutica y la Seguridad del Paciente

El impacto de las interacciones medicamento-alimento en la efectividad terapéutica y la seguridad del paciente es profundo y puede ser determinante en el éxito o fracaso de un tratamiento. Las interacciones pueden dar lugar a una disminución en la absorción de medicamentos, haciendo que estos no alcancen niveles terapéuticos en el organismo, o, en el peor de los casos, provocar toxicidad y otros efectos adversos serios. Por ejemplo, una persona que toma un medicamento inmunosupresor mientras consume jugo de pomelo de manera regular puede experimentar una mayor concentración del medicamento en sangre, lo que podría desencadenar efectos secundarios graves, como una mayor susceptibilidad a infecciones o daño renal.

A la inversa, la ingesta de alimentos que aceleran el metabolismo de ciertos medicamentos puede llevar a una disminución en la eficacia del tratamiento, aumentando el riesgo de recaídas o complicaciones en enfermedades crónicas. Los trastornos gastrointestinales pueden modificar la absorción de medicamentos, y los alimentos ricos en fibra pueden disminuir la biodisponibilidad de ciertos medicamentos, como los antibióticos y medicamentos para el tratamiento de la diabetes.

Rol del Farmacéutico en la Prevención y Manejo de estas Interacciones

El farmacéutico juega un papel esencial en la prevención y manejo de las interacciones medicamento-alimento. No solo se trata de identificar y alertar sobre posibles interacciones, sino de educar a los pacientes y proporcionar orientación sobre cómo evitar o minimizar estos riesgos. Los farmacéuticos deben ser capaces de realizar una evaluación minuciosa del historial del paciente, teniendo en cuenta tanto la medicación actual como los hábitos alimenticios y posibles suplementos.

Educación y Consejos para el Paciente.

Parte fundamental de la labor del farmacéutico es educar a los pacientes sobre la importancia de seguir las indicaciones para la administración de medicamentos. Esto incluye asesorar sobre el momento adecuado para tomar los medicamentos, por ejemplo, si deben tomarse con alimentos, en ayunas o con una cantidad específica de agua. Además, es esencial proporcionar información sobre los alimentos que deben evitarse durante el tratamiento y las alternativas seguras que se pueden consumir.

Uso de Recursos y Herramientas de Evaluación.

Los farmacéuticos deben aprovechar herramientas digitales y bases de datos que contienen información actualizada sobre interacciones medicamento-alimento. Plataformas como Micromedex, Lexicomp y otros sistemas de apoyo a la toma de decisiones permiten a los farmacéuticos verificar de manera rápida y precisa las posibles interacciones, brindando una base sólida para la asesoría al paciente.

Detección de Problemas Potenciales y Seguimiento El farmacéutico también debe estar capacitado para identificar señales de alerta que puedan indicar problemas derivados de una interacción alimento-medicamento. Esto incluye síntomas como cambios en la eficacia del medicamento, aparición de efectos adversos inusuales o signos de toxicidad. El seguimiento y la gestión de estos casos, a veces en coordinación con otros profesionales de la salud, garantizan una atención integral y segura para el paciente.

En conclusión, la atención farmacéutica en la gestión de interacciones entre medicamentos y alimentos es un aspecto fundamental para garantizar la seguridad y la efectividad de los tratamientos. Los farmacéuticos deben estar equipados con el conocimiento, las herramientas y la habilidad de comunicarse eficazmente con los pacientes para prevenir y manejar estas interacciones, contribuyendo así al bienestar general de la comunidad y al éxito de los tratamientos farmacológicos. Este libro está diseñado para servir como una guía práctica que apoye a los farmacéuticos en este desafío y fortalezca su papel como líderes en la promoción de la salud y la educación en la farmacia.

CAPÍTULO 1: FUNDAMENTOS DE LAS INTERACCIONES MEDICAMENTO-ALIMENTO

Las interacciones entre medicamentos y alimentos representan un área crítica y a menudo subestimada de la atención farmacéutica. Comprender sus mecanismos, factores y tipos es esencial para asegurar la efectividad y seguridad del tratamiento farmacológico. Este capítulo aborda los conceptos fundamentales de las interacciones medicamento-alimento, describiendo su definición, clasificación y mecanismos clave que deben conocer todos los farmacéuticos para prevenir problemas y educar a los pacientes adecuadamente.

1. DEFINICIÓN Y TIPOS DE INTERACCIONES: FARMACOCINÉTICAS Y FARMACODINÁMICAS

Las interacciones entre medicamentos y alimentos pueden clasificarse en dos categorías principales: farmacocinéticas y farmacodinámicas. Cada una de estas categorías afecta de manera diferente la forma en que los medicamentos actúan en el cuerpo y pueden tener consecuencias significativas para el tratamiento de los pacientes.

Interacciones Farmacocinéticas.

Estas interacciones afectan la forma en que el cuerpo absorbe, distribuye, metaboliza y excreta un medicamento. Las interacciones farmacocinéticas modifican la concentración del medicamento en el organismo, alterando su biodisponibilidad y, por lo tanto, su eficacia y seguridad. Los efectos pueden ser tanto de incremento como de reducción de la concentración plasmática del medicamento.

Absorción: Algunos alimentos pueden alterar la velocidad y extensión de la absorción de los medicamentos. Por ejemplo, los alimentos grasos pueden ralentizar la absorción de medicamentos lipofílicos, mientras que los alimentos ricos en calcio pueden interferir con la absorción de ciertos antibióticos, como las tetraciclinas y las fluoroquinolonas, formando complejos insolubles en el intestino.

Distribución: Las interacciones que afectan la distribución pueden influir en la unión del medicamento a proteínas plasmáticas. Por ejemplo, alimentos con alto contenido de proteínas pueden competir por los sitios de unión en la albúmina, alterando la fracción libre activa del medicamento.

Metabolismo: Los alimentos pueden afectar las enzimas del citocromo P450 en el hígado, alterando la velocidad de metabolismo de los medicamentos. El pomelo, por ejemplo, es conocido por inhibir la enzima CYP3A4, lo que puede elevar las concentraciones plasmáticas de medicamentos como las estatinas y ciertos bloqueadores de los canales de calcio.

Excreción: Los alimentos pueden influir en la excreción de medicamentos al modificar la función renal o la secreción de ácidos y bases en los túbulos renales. Algunos alimentos y bebidas, como el jugo de arándano, pueden interferir con la excreción de medicamentos a través del sistema urinario.

Interacciones Farmacodinámicas.

Las interacciones farmacodinámicas afectan la forma en que un medicamento ejerce su acción en el organismo. Estas interacciones pueden potenciar o inhibir los efectos de los medicamentos al actuar sobre los mismos receptores o mecanismos fisiológicos. Aunque menos comunes que las interacciones farmacocinéticas, las farmacodinámicas son igualmente importantes y pueden tener consecuencias clínicas significativas.

Efectos aditivos: Ocurren cuando dos medicamentos o un medicamento y un alimento tienen efectos similares y su combinación produce un efecto aumentado. Por ejemplo, la combinación de medicamentos con efectos sedantes, como los opioides y el alcohol, puede aumentar el riesgo de sedación excesiva y depresión respiratoria.

Efectos antagonistas: Se producen cuando un alimento o medicamento reduce o bloquea la acción de otro. Un ejemplo sería el consumo de alimentos ricos en vitamina K, como las verduras de hojas verdes, que pueden antagonizar los efectos de los anticoagulantes como la warfarina, disminuyendo su eficacia y aumentando el riesgo de trombosis.

2. FACTORES QUE INFLUYEN EN LAS INTERACCIONES

El impacto de las interacciones entre medicamentos y alimentos depende de una variedad de factores, que van desde las características del medicamento hasta el estado general del paciente. Comprender estos factores es clave para la prevención y manejo efectivo de las interacciones.

Características del Medicamento

Solubilidad y absorción: Medicamentos lipofílicos y hidrofílicos tienen diferentes comportamientos de absorción, lo que los hace más susceptibles a ciertos tipos de interacciones. Los medicamentos lipofílicos se absorben mejor en presencia de grasas, mientras que los hidrofílicos pueden verse afectados por la cantidad de agua o fluidos en el tracto gastrointestinal.

Metabolismo: Los medicamentos que se metabolizan en el hígado a través del sistema del citocromo P450 son particularmente susceptibles a interacciones con alimentos que pueden inhibir o inducir estas enzimas.

Forma de administración: La administración oral es la forma más común de tratamiento y, por lo tanto, la más propensa a interacciones con alimentos. Sin embargo, otros métodos de administración, como la intravenosa o subcutánea, pueden verse menos afectados.

Composición del Alimento

Tipo de alimento: Los alimentos ricos en grasas, fibra, calcio, proteínas y antioxidantes pueden interactuar de diferentes maneras con los medicamentos. Por ejemplo, los alimentos ricos en fibra pueden reducir la absorción de ciertos medicamentos al unirse a ellos y evitar su paso a través de la pared intestinal.

Momento de la ingesta: Tomar medicamentos con alimentos o en ayunas puede cambiar significativamente la absorción y la eficacia del medicamento. Algunos medicamentos deben tomarse con alimentos para evitar molestias gástricas, mientras que otros deben tomarse con el estómago vacío para maximizar la absorción.

Estado del Paciente

Edad y condición fisiológica: Los ancianos y los niños pueden tener diferencias en la forma en que metabolizan los medicamentos, lo que los hace más susceptibles a interacciones. Además, los pacientes con enfermedades hepáticas o renales pueden tener una capacidad reducida para metabolizar y excretar medicamentos.

Genética: La variabilidad genética en las enzimas del citocromo P450 y otras enzimas metabólicas puede influir en la manera en que los pacientes responden a ciertos medicamentos y alimentos. Esto puede hacer que algunos individuos sean más propensos a interacciones que otros.

3. Principales Mecanismos de las Interacciones: Absorción, Distribución, Metabolismo y Excreción

El conocimiento de los mecanismos de las interacciones es esencial para comprender cómo los alimentos afectan los medicamentos y viceversa. Estos mecanismos pueden tener implicaciones significativas para el desarrollo de estrategias de manejo y prevención.

Absorción.

Las interacciones en la absorción se refieren a cómo los alimentos pueden modificar la cantidad de medicamento que llega al torrente sanguíneo. Los alimentos pueden alterar la velocidad y la extensión de la absorción a través de varios mecanismos, como el cambio en el pH del estómago o la formación de complejos insolubles con los medicamentos. La ingesta de alimentos ricos en calcio y hierro, por ejemplo, puede reducir la absorción de ciertos antibióticos y medicamentos para la tiroides.

Distribución.

La distribución se refiere al transporte de medicamentos a través del cuerpo y su unión a proteínas plasmáticas, como la albúmina. Los alimentos que alteran los niveles de proteínas plasmáticas pueden modificar la cantidad de medicamento libre (activo) en el organismo, afectando su eficacia y riesgo de toxicidad. La competencia por los sitios de unión de proteínas entre medicamentos y ciertos alimentos puede tener efectos clínicos significativos.

Metabolismo.

El metabolismo de los medicamentos se lleva a cabo principalmente en el hígado a través de enzimas como las del citocromo P450. La inhibición o inducción de estas enzimas por alimentos puede afectar la tasa a la que se metaboliza un medicamento, alterando sus concentraciones plasmáticas. El pomelo, como se mencionó anteriormente, es un ejemplo de alimento que inhibe la enzima CYP3A4 y puede aumentar las concentraciones de medicamentos en sangre.

Excreción.

La excreción implica la eliminación de medicamentos del cuerpo, principalmente a través de la orina o las heces. La excreción renal puede verse afectada por alimentos y líquidos, como el jugo de arándano, que puede inhibir la excreción de algunos medicamentos. Esto puede llevar a una acumulación del medicamento en el organismo y un mayor riesgo de efectos adversos.

CAPÍTULO 2: ABSORCIÓN Y BIODISPONIBILIDAD

La absorción es el proceso mediante el cual un medicamento se desplaza desde el sitio de administración hacia el torrente sanguíneo. La biodisponibilidad, por su parte, se refiere a la proporción de la dosis administrada de un medicamento que llega de manera efectiva a la circulación sistémica. Ambos aspectos son cruciales para la efectividad y seguridad del tratamiento, y pueden verse afectados significativamente por la presencia de alimentos en el tracto gastrointestinal. En este capítulo, se aborda cómo los alimentos influyen en la absorción y biodisponibilidad de los medicamentos, con ejemplos específicos y recomendaciones para la administración de medicamentos.

1. INFLUENCIA DE LOS ALIMENTOS EN LA VELOCIDAD Y EXTENSIÓN DE LA ABSORCIÓN DE MEDICAMENTOS

La absorción de medicamentos puede verse alterada por la presencia de alimentos debido a diversos factores, que van desde cambios en el pH del estómago hasta la formación de complejos insolubles. Estos efectos pueden modificar tanto la velocidad como la extensión de la absorción de los medicamentos, impactando así su biodisponibilidad.

Cambios en el pH gástrico: La comida puede alterar el pH del estómago, lo que a su vez afecta la solubilidad de los medicamentos. Por ejemplo, algunos medicamentos requieren un entorno ácido para disolverse correctamente, mientras que otros pueden necesitar un pH más alcalino para su absorción.

Alteraciones en la motilidad gástrica: Los alimentos pueden cambiar la velocidad de vaciamiento gástrico, influenciando cuánto tiempo permanece un medicamento en el estómago antes de ser transportado al intestino delgado, donde ocurre la mayor parte de la absorción. Este cambio en el tiempo de permanencia puede retrasar o acelerar la absorción de medicamentos, afectando su efectividad y perfil de concentración en sangre.

Interacciones de formación de complejos: Algunos medicamentos pueden formar complejos con ciertos componentes de los alimentos, lo que impide su adecuada absorción. Esto es particularmente relevante en el caso de minerales como el calcio y el hierro, que pueden unirse a medicamentos y reducir su disponibilidad.

2. EJEMPLOS DE INTERACCIONES Y EFECTOS EN LA ABSORCIÓN

Efectos del calcio y hierro en la absorción de antibióticos (tetraciclinas, quinolonas): Las tetraciclinas y las fluoroquinolonas (como la ciprofloxacina y la levofloxacina) son ejemplos de antibióticos que pueden experimentar una disminución en su absorción cuando se ingieren junto con alimentos ricos en calcio y hierro. Estos minerales pueden formar complejos con los antibióticos en el tracto gastrointestinal, lo que dificulta su absorción y reduce la concentración plasmática del medicamento.

Tetraciclinas: La absorción de las tetraciclinas puede verse reducida hasta en un 50% si se toman junto con alimentos que contienen calcio, como la leche y los productos lácteos. Esto se debe a que el calcio forma complejos con la tetraciclina, evitando que el medicamento se absorba correctamente.

Quinolonas: Las quinolonas, en particular, pueden presentar interacciones con suplementos de hierro, calcio y otros minerales. La administración conjunta de estos medicamentos con alimentos o suplementos ricos en hierro o calcio puede disminuir su eficacia terapéutica, al impedir la absorción adecuada del fármaco en el tracto gastrointestinal.

Efecto de alimentos grasos en medicamentos liposolubles:

Los medicamentos liposolubles, como algunos antibióticos y analgésicos, se absorben mejor en presencia de alimentos que contienen grasas. La grasa en el tracto gastrointestinal facilita la disolución y absorción de estos medicamentos, aumentando su biodisponibilidad.

Ejemplo práctico: Medicamentos como el ritonavir (utilizado en el tratamiento del VIH) tienen una mejor absorción y mayor biodisponibilidad cuando se toman con alimentos ricos en grasa. En este caso, la comida no solo aumenta la cantidad de medicamento que llega al torrente sanguíneo, sino que también optimiza su eficacia.

3. Recomendaciones para Administrar Medicamentos con o sin Alimentos

El conocimiento de cómo los alimentos afectan la absorción y biodisponibilidad de los medicamentos es fundamental para proporcionar asesoramiento adecuado a los pacientes y garantizar la efectividad de los tratamientos. Aquí se presentan algunas recomendaciones y pautas para la administración de medicamentos con o sin alimentos:

Medicamentos que deben tomarse con alimentos:

Medicamentos que irritan el estómago: Algunos medicamentos, como los antiinflamatorios no esteroides (AINE) y ciertos antibióticos, pueden causar irritación gástrica si se toman con el estómago vacío. Tomarlos con alimentos ayuda a proteger la mucosa gástrica y a reducir el riesgo de efectos secundarios, como náuseas y malestar estomacal.

Medicamentos lipofílicos: Fármacos que son mejor absorbidos en presencia de grasas deben tomarse con una comida que contenga una cantidad moderada de grasa para maximizar su biodisponibilidad.

Medicamentos que deben tomarse con el estómago vacío:

Medicamentos con absorción dependiente del pH: Algunos medicamentos, como ciertos antirretrovirales y antibióticos, deben tomarse con el estómago vacío para evitar que la presencia de alimentos altere el pH gástrico y afecte su solubilidad y absorción.

Medicamentos que interactúan con minerales: Los medicamentos que se ven afectados por los minerales en los alimentos, como las tetraciclinas y quinolonas, deben tomarse con un intervalo de al menos 2 horas antes o después de consumir alimentos ricos en calcio, hierro o zinc para evitar la formación de complejos.

Recomendaciones generales para la administración de medicamentos:

Instrucciones claras: Los farmacéuticos deben proporcionar a los pacientes instrucciones claras sobre cuándo y cómo tomar sus medicamentos para optimizar la absorción y la biodisponibilidad. Por ejemplo, algunos antibióticos deben tomarse con un vaso de agua y no con jugos de frutas que puedan alterar la acidez del estómago.

Educación y concienciación: Educar a los pacientes sobre los alimentos que pueden interferir con la absorción de sus medicamentos y explicar la importancia de seguir las instrucciones de dosificación y administración es crucial para evitar interacciones no deseadas.

CAPÍTULO 3: METABOLISMO Y ALIMENTOS

El metabolismo de los medicamentos es un proceso complejo que se lleva a cabo en gran parte en el hígado, a través de enzimas específicas que modifican químicamente las sustancias para facilitar su eliminación. Las enzimas del citocromo P450 (CYP450) juegan un papel fundamental en este proceso y pueden ser influenciadas por diversos factores, incluyendo la dieta y la ingestión de ciertos alimentos. Las interacciones entre medicamentos y alimentos pueden afectar la velocidad y la eficacia del metabolismo, con consecuencias potencialmente graves para la seguridad del paciente. En este capítulo, se exploran estos aspectos y se ofrecen consejos prácticos para minimizar riesgos.

1. PAPEL DE LAS ENZIMAS HEPÁTICAS (CYP450) EN LAS INTERACCIONES

Las enzimas CYP450 son una familia de enzimas hepáticas encargadas del metabolismo de numerosos medicamentos y sustancias. Entre las más relevantes para la farmacología se encuentran las subfamilias CYP3A4, CYP2D6, CYP2C9, CYP1A2, y CYP2C19. Estas enzimas catalizan reacciones de oxidación que transforman medicamentos y otras sustancias en compuestos más solubles en agua, facilitando su excreción a través de la orina o las heces.

El metabolismo de un medicamento puede verse incrementado o disminuido por la influencia de ciertos alimentos, lo que a su vez puede cambiar la concentración plasmática del medicamento, afectando su eficacia o seguridad. Las interacciones pueden ser de dos tipos principales:

Inducción enzimática: Algunos alimentos pueden aumentar la actividad de una enzima, acelerando el metabolismo de un medicamento y reduciendo su concentración en sangre. Esto puede disminuir la eficacia del tratamiento.

Inhibición enzimática: Otros alimentos pueden inhibir la actividad de una enzima, lo que provoca una disminución en el metabolismo del medicamento y un aumento de su concentración en sangre. Este efecto puede incrementar el riesgo de efectos secundarios o toxicidad.

2. EJEMPLOS DE INTERACCIONES ENTRE ALIMENTOS Y ENZIMAS HEPÁTICAS

Efecto del jugo de pomelo en medicamentos metabolizados por CYP3A4:

El jugo de pomelo es bien conocido por su capacidad para inhibir la enzima CYP3A4, una de las más importantes en el metabolismo de medicamentos. El consumo de jugo de pomelo puede reducir la actividad de esta enzima en el hígado e intestino, lo que lleva a una disminución en la metabolización de ciertos medicamentos. Como resultado, la concentración plasmática de estos fármacos puede aumentar, lo que incrementa el riesgo de efectos adversos y toxicidad.

Medicamentos afectados: Algunos ejemplos de medicamentos afectados por el jugo de pomelo incluyen ciertos antihipertensivos (como los calcioantagonistas), medicamentos para el colesterol (estatinas como la simvastatina y la atorvastatina), y algunos inmunosupresores y antirretrovirales.

Mecanismo: El jugo de pomelo contiene furanocumarinas que inhiben la acción de la CYP3A4 en el intestino delgado. Esto significa que menos cantidad del medicamento se metaboliza antes de llegar al torrente sanguíneo, aumentando su concentración y potencializando sus efectos.

Influencia de alimentos ricos en vitamina K en anticoagulantes orales (warfarina):

La warfarina es un anticoagulante oral que actúa inhibiendo la vitamina K, una coenzima esencial en la síntesis de factores de coagulación. La ingestión de alimentos ricos en vitamina K, como las verduras de hoja verde (ej., espinaca, col rizada, brócoli), puede contrarrestar el efecto anticoagulante de la warfarina al proporcionar más vitamina K al organismo, lo que facilita la producción de factores de coagulación y disminuye el efecto anticoagulante.

Consecuencias: El consumo inconsistente de alimentos ricos en vitamina K puede causar fluctuaciones en la efectividad de la warfarina, llevando a un riesgo aumentado de hemorragias o trombosis.

Recomendaciones: Es esencial que los pacientes que toman warfarina mantengan una dieta consistente en términos de ingesta de vitamina K y que el personal farmacéutico brinde educación al paciente sobre cómo controlar y equilibrar la dieta.

3. CONSEJOS PRÁCTICOS PARA MINIMIZAR RIESGOS

Educación y concienciación del paciente:

Interacciones alimentarias: Los farmacéuticos deben informar a los pacientes sobre las interacciones entre medicamentos y alimentos, especialmente para los medicamentos que se metabolizan en el hígado a través de la familia CYP450. La educación debe incluir ejemplos específicos de alimentos que pueden afectar el metabolismo de medicamentos comunes.

Seguimiento constante: Los pacientes en tratamiento con medicamentos de alto riesgo deben ser monitoreados regularmente para ajustar la dosificación y evitar efectos adversos. Las visitas de seguimiento y las pruebas de laboratorio pueden ayudar a controlar los niveles en sangre y ajustar el tratamiento según sea necesario.

Consejos específicos de administración:

Evitar el jugo de pomelo: Los pacientes que toman medicamentos metabolizados por la CYP3A4 deben ser advertidos de evitar el jugo de pomelo y otros alimentos que puedan inhibir esta enzima.

Consistencia en la dieta: Los pacientes que toman anticoagulantes como la warfarina deben seguir una dieta estable y consistente en vitamina K para evitar fluctuaciones en la coagulación.

Uso de suplementos con precaución: Los suplementos alimenticios que contienen hierbas y minerales pueden tener efectos sobre las enzimas hepáticas y la absorción de medicamentos. Por ejemplo, la hierba de San Juan (Hypericum perforatum) es un potente inductores de la CYP3A4 y puede disminuir la concentración de medicamentos al acelerar su metabolismo.

Recomendaciones generales:

Tomar medicamentos según las indicaciones: Los pacientes deben ser instruidos para tomar medicamentos con o sin alimentos según las indicaciones específicas para maximizar la absorción y minimizar las interacciones.

Consulta con profesionales de la salud: Siempre que un paciente considere hacer cambios en su dieta o iniciar un suplemento, debe consultar con su farmacéutico o médico para evaluar las posibles interacciones con los medicamentos en curso.

CAPÍTULO 4: INTERACCIONES FARMACODINÁMICAS

Las interacciones farmacodinámicas entre medicamentos y alimentos se refieren a cómo los alimentos pueden influir en la acción de un medicamento en el organismo. A diferencia de las interacciones farmacocinéticas, que afectan la absorción, distribución, metabolismo y excreción de un medicamento, las interacciones farmacodinámicas afectan directamente la eficacia o seguridad de un medicamento en función de cómo este interactúa con los sistemas biológicos y sus efectos sobre el organismo. Este capítulo explora cómo los alimentos pueden modificar los efectos de los medicamentos, ejemplos específicos y precauciones a tener en cuenta.

Modulación de efectos farmacológicos por alimentos

La modulación de los efectos farmacológicos por alimentos ocurre cuando los compuestos presentes en los alimentos pueden potenciar, reducir o alterar la respuesta esperada a un medicamento. Este tipo de interacción se basa en la manera en que los ingredientes de los alimentos interactúan con los receptores o mecanismos de acción de los medicamentos en el cuerpo. Algunas interacciones farmacodinámicas pueden ser beneficiosas, como la potenciación de un efecto terapéutico, mientras que otras pueden tener consecuencias negativas, como un aumento del riesgo de efectos adversos o una disminución de la efectividad del tratamiento.

Mecanismos de acción: Las interacciones farmacodinámicas pueden involucrar los siguientes mecanismos:

Alteración de la función de los receptores: Algunos alimentos pueden modificar la sensibilidad o la densidad de los receptores celulares a ciertos medicamentos.

Modulación de la actividad enzimática: Aunque más común en interacciones farmacocinéticas, algunos alimentos pueden afectar la actividad de enzimas que participan en las vías de señalización celulares, alterando la respuesta a los medicamentos.

Competencia por vías de señalización: Alimentos que contienen compuestos que se unen a los mismos receptores que ciertos medicamentos pueden competir por su unión, afectando así la respuesta esperada.

Ejemplos de interacciones farmacodinámicas

1. Potenciación del efecto hipotensor de los IECA con alimentos ricos en potasio

Descripción: Los inhibidores de la enzima convertidora de angiotensina (IECA) son una clase de medicamentos utilizados comúnmente para tratar la hipertensión y la insuficiencia cardíaca. Estos medicamentos funcionan inhibiendo la conversión de angiotensina I en angiotensina II, lo que lleva a la dilatación de los vasos sanguíneos y la reducción de la presión arterial. Sin embargo, los IECA también pueden afectar los niveles de potasio en el organismo al disminuir la excreción de este mineral a través de los riñones.

Interacción con alimentos: Cuando los pacientes toman IECA y consumen alimentos ricos en potasio, como plátanos, naranjas, espinacas y patatas, el riesgo de hipercalemia (niveles elevados de potasio en sangre) aumenta. La hipercalemia puede causar efectos adversos graves como arritmias cardíacas, debilidad muscular y, en casos extremos, paro cardíaco.

Precauciones: Los farmacéuticos deben educar a los pacientes sobre la importancia de monitorear la ingesta de alimentos ricos en potasio y considerar ajustes en la dieta o la medicación si es necesario.

2. Alcohol y medicamentos depresores del sistema nervioso central (SNC)

Descripción: El alcohol es un depresor del SNC y puede potenciar los efectos sedantes de otros medicamentos que actúan de manera similar, como los ansiolíticos, los sedantes y los antidepresivos. La combinación de alcohol con estos medicamentos puede llevar a una depresión respiratoria, disminución de la coordinación motora, somnolencia excesiva y riesgo de sobredosis.

Interacción con medicamentos: Por ejemplo, los medicamentos como el diazepam y la lorazepam son benzodiazepinas que se usan para tratar la ansiedad y los trastornos del sueño. Si se consumen junto con alcohol, el efecto sedante se amplifica, lo que aumenta el riesgo de accidentes y complicaciones médicas.

Precauciones: Es crucial que los farmacéuticos informen a los pacientes sobre los peligros de mezclar alcohol con medicamentos depresores del SNC y les aconsejen que eviten el consumo de alcohol mientras estén bajo tratamiento con estos medicamentos.

Precauciones específicas para ciertos grupos de medicamentos

1. Antihipertensivos y alimentos ricos en tiramina

Descripción: Los pacientes que toman medicamentos inhibidores de la monoaminooxidasa (IMAO) deben evitar los alimentos ricos en tiramina, como quesos curados, embutidos, vino tinto y productos fermentados. La tiramina puede provocar un aumento repentino de la presión arterial, lo que puede resultar en una crisis hipertensiva peligrosa.

Intervención farmacéutica: Los farmacéuticos deben educar a los pacientes sobre los alimentos a evitar y proporcionar una lista de alternativas seguras.

2. Medicamentos antidiabéticos y alimentos con bajo índice glucémico

Descripción: Los pacientes que toman medicamentos antidiabéticos, como la metformina o las sulfonilureas, pueden experimentar hipoglucemia si ingieren alimentos de bajo índice glucémico en exceso, ya que estos alimentos elevan lentamente los niveles de glucosa en sangre.

Precaución: Los farmacéuticos deben orientar a los pacientes sobre la importancia de equilibrar su dieta para mantener niveles de glucosa estables y evitar la hipoglucemia.

3. Medicamentos antiinflamatorios no esteroides (AINE) y alimentos irritantes

Descripción: Los AINE, como el ibuprofeno y el naproxeno, pueden irritar el revestimiento del estómago y aumentar el riesgo de úlceras y hemorragias gastrointestinales. El consumo de alimentos picantes, ácidos o con cafeína puede exacerbar estos efectos.

Recomendación: Los farmacéuticos deben aconsejar a los pacientes que tomen estos medicamentos con alimentos o leche para minimizar el riesgo de irritación gástrica y evitar alimentos que puedan agravar los efectos secundarios.

CAPÍTULO 5: MEDICAMENTOS DE ALTO RIESGO Y ALIMENTOS

Los medicamentos de alto riesgo son aquellos que, por su mecanismo de acción o efecto en el organismo, pueden tener consecuencias graves si no se utilizan de manera adecuada. Las interacciones entre estos medicamentos y ciertos alimentos pueden modificar su efectividad y seguridad, generando potenciales complicaciones para los pacientes. Este capítulo se centra en los anticoagulantes, que son un grupo particularmente relevante debido a su impacto en la coagulación sanguínea y la necesidad de un monitoreo cuidadoso de la dieta.

1. ANTICOAGULANTES

Los anticoagulantes son medicamentos utilizados para prevenir la formación de coágulos sanguíneos y reducir el riesgo de accidentes cerebrovasculares, trombosis venosa profunda (TVP) y otras condiciones graves. Sin embargo, su uso está asociado a un riesgo elevado de hemorragias y otras complicaciones si no se manejan adecuadamente. Las interacciones con los alimentos pueden alterar el efecto anticoagulante y afectar la seguridad del tratamiento.

A. Alimentos ricos en vitamina K y antagonistas de la vitamina K

Los anticoagulantes orales de tipo antagonista de la vitamina K, como la warfarina, interfieren con la acción de la vitamina K en el organismo, que es esencial para la coagulación de la sangre. Cuando se consume una cantidad alta y variable de vitamina K en la dieta, esto puede reducir la efectividad de los anticoagulantes y dificultar el control de los niveles de coagulación, medidos por el INR (International Normalized Ratio).

Interacción con alimentos: Los alimentos ricos en vitamina K, como las hojas verdes (espinacas, col rizada, brócoli, lechuga, etc.), la col y otros vegetales crucíferos pueden disminuir la acción anticoagulante de la warfarina si se consumen en grandes cantidades o de forma inconsistente. Esta variabilidad puede llevar a un control ineficaz de la coagulación, aumentando el riesgo de eventos trombóticos o hemorragias.

Consejos para los pacientes: Es fundamental que los pacientes con tratamiento con anticoagulantes mantengan una ingesta constante de vitamina K. No es necesario evitar estos alimentos por completo, pero sí asegurarse de consumirlos en cantidades similares día a día. Los farmacéuticos deben educar a los pacientes sobre cómo equilibrar su dieta y comunicar la importancia de evitar cambios bruscos en la cantidad de vitamina K que consumen.

B. Dieta equilibrada y control de INR

El monitoreo del INR es crucial para asegurar que los niveles de anticoagulación sean los adecuados. Un INR demasiado bajo puede aumentar el riesgo de coágulos, mientras que un INR demasiado alto puede llevar a hemorragias. Para manejar las interacciones con la dieta, los farmacéuticos deben recomendar a los pacientes:

Monitoreo regular: Es esencial realizar controles regulares del INR para ajustar la dosis de anticoagulante si es necesario.

Educación sobre alimentos potencialmente problemáticos: Informar a los pacientes sobre otros alimentos que pueden afectar la anticoagulación, como los arándanos, el ajo y el jengibre, que tienen propiedades anticoagulantes o interactúan con los medicamentos anticoagulantes.

Uso de suplementos: Los pacientes deben ser advertidos sobre los suplementos vitamínicos que contienen vitamina K, ya que estos pueden afectar de manera impredecible el INR.

C. Estrategias para una dieta compatible con el tratamiento anticoagulante

Los farmacéuticos pueden asesorar a los pacientes sobre cómo planificar una dieta que minimice el riesgo de interacciones, manteniendo al mismo tiempo un equilibrio nutricional adecuado. Algunas recomendaciones incluyen:

Consistencia en la ingesta de vitamina K: Asegurar que la cantidad de alimentos ricos en vitamina K sea constante a lo largo del tiempo para evitar fluctuaciones en los niveles de INR.

Incorporación de alimentos de bajo contenido en vitamina K: Recomendar opciones como frutas, cereales y productos lácteos que tienen un bajo contenido en vitamina K y no interfieren significativamente con la acción del anticoagulante.

Hidratación y efectos de otros alimentos: Instruir sobre cómo la hidratación y la ingesta de alimentos ricos en omega-3, como el pescado, pueden tener un efecto anticoagulante adicional. Aunque estos alimentos pueden ser beneficiosos en moderación, los pacientes deben ser informados de los posibles riesgos de su consumo excesivo.

Consideraciones para anticoagulantes no antagonistas de la vitamina K

Anticoagulantes de acción directa (DOACs): Medicamentos como el rivaroxabán, apixabán y dabigatrán no tienen la misma interacción con la vitamina K que la warfarina, pero aún pueden verse afectados por alimentos que alteran la absorción y metabolismo del medicamento. Por ejemplo, la ingesta de alimentos ricos en grasas puede afectar la absorción de algunos de estos fármacos, mientras que los alimentos ricos en fibra pueden reducir su efectividad.

Recomendaciones específicas:

Educación sobre la consistencia alimentaria: Aunque los DOACs tienen menos interacciones alimentarias que la warfarina, mantener una dieta equilibrada y estable es esencial para la eficacia del tratamiento.

Evitar jugos y alimentos específicos: Los pacientes deben ser informados sobre el impacto de ciertos alimentos, como el jugo de pomelo, que puede inhibir ciertas enzimas hepáticas y afectar el metabolismo de algunos anticoagulantes.

2. ANTIDIABÉTICOS

Los antidiabéticos son medicamentos fundamentales en la gestión de la diabetes, ya que ayudan a regular los niveles de glucosa en sangre y prevenir complicaciones a largo plazo. Sin embargo, su eficacia y seguridad pueden verse afectadas por la dieta y la interacción con ciertos alimentos. Los farmacéuticos desempeñan un papel clave en educar a los pacientes sobre la influencia de los alimentos en el control de la glucemia y en la prevención de episodios de hipoglucemia.

A. Alimentos con alto índice glucémico y su influencia en el control de la glucemia

El índice glucémico (IG) es una medida que indica cómo un alimento eleva la glucosa en sangre después de su consumo. Los alimentos con un alto IG se absorben rápidamente, lo que provoca un aumento rápido de la glucosa en sangre. Este tipo de alimentos puede interferir con la efectividad de los antidiabéticos y dificultar el control de la glucèmia.

Ejemplos de alimentos con alto índice glucémico:

Pan blanco y productos de panadería refinada.

Arroz blanco y cereales de desayuno azucarados.

Bebidas azucaradas y jugos de frutas.

Patatas fritas y otros productos fritos.

El consumo de estos alimentos, especialmente en grandes cantidades o de forma frecuente, puede provocar picos de glucosa en sangre que requieren un ajuste en la dosis de antidiabéticos. Este fenómeno es particularmente importante en pacientes con diabetes tipo 2 que toman medicamentos orales, como las sulfonılureas o la metformina, que ayudan a aumentar la sensibilidad a la insulina y a mejorar el control de la glucosa.

Recomendaciones para los pacientes:

Preferir alimentos de bajo índice glucémico: Los pacientes deben optar por alimentos como legumbres, frutas enteras, verduras, cereales integrales y productos de pan integral, ya que estos tienen un IG bajo y liberan glucosa en sangre de manera más gradual.

Planificación de las comidas: Se recomienda distribuir la ingesta de alimentos a lo largo del día en varias comidas pequeñas para mantener niveles de glucosa más estables.

Consumo de alimentos ricos en fibra: Los alimentos que contienen fibra ayudan a ralentizar la absorción de glucosa y pueden mejorar la respuesta a la insulina.

B. Hipoglucemias relacionadas con la ingesta irregular de alimentos

La hipoglucemia es una condición en la que los niveles de glucosa en sangre caen por debajo de lo considerado normal, lo que puede provocar síntomas como mareos, sudoración, palpitaciones y, en casos severos, pérdida de conciencia. La hipoglucemia puede ser una complicación importante del tratamiento con antidiabéticos, especialmente en pacientes que toman medicamentos como las sulfonilureas o la insulina, que aumentan la producción de insulina.

Causas de hipoglucemia relacionadas con la ingesta irregular de alimentos:

Retraso en la ingesta de alimentos: Si un paciente no come a la hora programada o se retrasa en la comida, la insulina o los antidiabéticos pueden seguir actuando en el cuerpo, reduciendo los niveles de glucosa en sangre y provocando hipoglucemia.

Ingesta insuficiente de carbohidratos: Una comida que contiene muy pocos carbohidratos puede no ser suficiente para mantener los niveles de glucosa en sangre en un rango seguro, especialmente si el paciente ha tomado su medicación como de costumbre.

Aumento de la actividad física: El ejercicio puede aumentar la sensibilidad a la insulina y hacer que el cuerpo consuma más glucosa, lo que puede dar lugar a hipoglucemia si no se ajusta la ingesta de alimentos y la dosis de medicación adecuadamente.

Consejos prácticos para evitar hipoglucemias:

Comer a intervalos regulares: Los pacientes deben comer a la misma hora todos los días para ayudar a mantener los niveles de glucosa estables. Esto es especialmente importante si están tomando medicamentos que estimulan la producción de insulina.

Incluir una fuente de carbohidratos en cada comida: Es fundamental asegurarse de que cada comida contenga una cantidad adecuada de carbohidratos para mantener la glucosa en niveles seguros.

Snacks saludables: Los pacientes deben llevar consigo snacks saludables, como una manzana o un puñado de nueces, para consumir en caso de un bajón de glucosa.

Monitoreo frecuente de glucosa: Los pacientes deben revisar regularmente sus niveles de glucosa para identificar patrones y ajustar la dieta o la medicación según sea necesario.

C. Medicamentos específicos y sus interacciones con alimentos

Metformina: Aunque la metformina generalmente no provoca hipoglucemia por sí sola, su eficacia puede verse influenciada por la cantidad y tipo de alimentos que consume el paciente. La ingesta de alimentos ricos en carbohidratos simples puede provocar picos de glucosa que pueden hacer que el medicamento sea menos efectivo.

Sulfonilureas: Estos medicamentos, como la glibenclamida y la glipizida, aumentan la liberación de insulina del páncreas y pueden causar hipoglucemias si el paciente no consume suficientes alimentos o se retrasa en la comida.

Insulina: La insulina exógena es particularmente susceptible a las interacciones con los alimentos.

Los pacientes que usan insulina deben asegurarse de consumir la cantidad adecuada de carbohidratos para evitar hipoglucemias, especialmente después de inyectarse la insulina.

D. Rol del farmacéutico en la gestión de la dieta y medicamentos

Los farmacéuticos tienen un papel importante en educar a los pacientes sobre cómo sus elecciones alimenticias pueden afectar el control de la glucemia y en la prevención de complicaciones. Deben brindar recomendaciones personalizadas que consideren las características individuales de cada paciente, como el tipo de diabetes, el régimen de medicamentos y los hábitos alimenticios.

Intervenciones clave:

Educación nutricional: Ofrecer educación sobre los alimentos de bajo y alto IG y cómo estos pueden impactar en el tratamiento de la diabetes.

Revisión de medicamentos: Evaluar si los medicamentos pueden interactuar con la dieta y ajustar la terapia según sea necesario.

Orientación en situaciones especiales: Asesorar sobre cómo manejar situaciones específicas, como el ejercicio, viajes y cambios en la dieta, para prevenir hipoglucemias o hiperglucemias.

El enfoque colaborativo entre el farmacéutico, el paciente y otros profesionales de la salud es crucial para asegurar un manejo adecuado de la diabetes y la prevención de complicaciones relacionadas con las interacciones entre alimentos y medicamentos.

3. ANTIBIÓTICOS

Los antibióticos son medicamentos utilizados para combatir infecciones bacterianas y desempeñan un papel esencial en la medicina moderna. Sin embargo, su efectividad puede verse afectada por la dieta y la interacción con ciertos alimentos y suplementos. Las interacciones entre antibióticos y alimentos pueden influir en la absorción, la biodisponibilidad y la eficacia de estos medicamentos, afectando así el tratamiento y la recuperación del paciente. Los farmacéuticos tienen la responsabilidad de educar a los pacientes sobre estos posibles efectos y brindar recomendaciones para optimizar la eficacia del tratamiento.

A. Lácteos y otros alimentos que interfieren con la eficacia de los antibióticos

Los productos lácteos y algunos alimentos pueden interactuar con ciertos antibióticos y reducir su absorción en el tracto gastrointestinal. Esta interacción ocurre principalmente debido a la presencia de iones de calcio y otros minerales que pueden formar complejos con el medicamento, lo que disminuye su disponibilidad en el organismo.

Ejemplo de antibióticos afectados:

Tetraciclinas: Medicamentos como la doxiciclina y la tetraciclina pueden unirse al calcio y otros metales en los alimentos, formando complejos insolubles que dificultan la absorción. Esto puede reducir la concentración del antibiótico en sangre y comprometer la eficacia del tratamiento.

Quinolonas: Antibióticos como la ciprofloxacina y la levofloxacina también pueden interactuar con los productos lácteos, así como con alimentos ricos en calcio, hierro, zinc y magnesio. La absorción de estos antibióticos puede disminuir significativamente si se consumen junto con alimentos que contienen estos minerales.

Recomendaciones para los pacientes:

Separar la ingesta de antibióticos y alimentos ricos en calcio: Se recomienda tomar antibióticos como tetraciclinas y quinolonas al menos 1-2 horas antes o después de consumir productos lácteos, como leche, yogur y queso, para evitar la formación de complejos y asegurar una absorción óptima.

Considerar otras fuentes de calcio: Si el paciente necesita consumir alimentos ricos en calcio, se debe recomendar que lo haga en momentos separados de la administración del antibiótico.

Atención con los suplementos de minerales: Los suplementos de calcio, hierro, zinc y magnesio deben tomarse en horarios diferentes a los antibióticos para evitar interacciones.

B. Suplementos y su interacción con antimicrobianos

El uso de suplementos alimenticios, tanto de venta libre como recetados, puede influir en la eficacia de los antibióticos y en la salud del paciente. Algunos suplementos pueden interferir con la absorción, el metabolismo y la eliminación de estos medicamentos, mientras que otros pueden tener efectos adversos cuando se combinan con antimicrobianos.

Ejemplos de interacciones:

Suplementos de hierro: Los suplementos de hierro pueden disminuir la absorción de antibióticos como las tetraciclinas y las quinolonas. La competencia entre el hierro y el antibiótico por la absorción en el intestino puede reducir la efectividad del tratamiento.

Suplementos de calcio y magnesio: Como se mencionó anteriormente, estos suplementos pueden formar complejos con ciertos antibióticos y disminuir su biodisponibilidad.

Probióticos: Aunque generalmente los probióticos se utilizan para restaurar la flora intestinal durante y después de un tratamiento con antibióticos, algunos estudios sugieren que la administración de probióticos cerca de la hora de tomar el antibiótico puede reducir la eficacia del medicamento. Por lo tanto, se recomienda tomar probióticos en un horario distinto para maximizar los beneficios de ambos.

Recomendaciones para el uso de suplementos:

Informar sobre la programación de la toma de suplementos: Los farmacéuticos deben aconsejar a los pacientes sobre la toma de suplementos de minerales y vitaminas en horarios separados de la administración de antibióticos.

Evaluación de la necesidad de suplementos: Antes de iniciar el uso de suplementos durante el tratamiento antibiótico, es esencial que el farmacéutico evalúe si la suplementación es necesaria y segura en combinación con el antibiótico prescrito.

Revisión de la historia de medicamentos del paciente: Identificar cualquier suplemento o medicamento de venta libre que pueda interactuar con el antibiótico para evitar efectos adversos y optimizar la terapia.

C. Consejos prácticos para minimizar riesgos y optimizar la terapia

Educación al paciente: El farmacéutico debe educar a los pacientes sobre la importancia de seguir las recomendaciones sobre la toma de antibióticos y la interacción con los alimentos y suplementos. Explicar la mejor manera de tomar el medicamento y qué alimentos evitar puede mejorar significativamente la efectividad del tratamiento.

Recomendaciones de administración:

Tomar antibióticos con agua: La mayoría de los antibióticos deben tomarse con un vaso de agua, ya que esto ayuda a su absorción y previene la irritación del tracto gastrointestinal.

Evitar el alcohol: El alcohol puede afectar la metabolización de ciertos antibióticos y aumentar el riesgo de efectos secundarios, como mareos y somnolencia.

Diferenciar horarios de medicamentos y alimentos: Se debe aconsejar a los pacientes que tomen los antibióticos en momentos separados de las comidas o los suplementos que puedan interferir con la absorción.

Monitoreo de efectos adversos: Los farmacéuticos deben estar atentos a posibles reacciones adversas o efectos secundarios cuando se combinan antibióticos con ciertos alimentos o suplementos. Identificar y gestionar estos efectos rápidamente puede ayudar a prevenir complicaciones en la terapia.

D. Papel del farmacéutico en la prevención de interacciones

El farmacéutico es un recurso esencial en la atención al paciente y debe desempeñar un papel activo en la identificación y prevención de interacciones medicamento-alimento. Esto incluye:

Revisión y asesoría sobre la terapia de medicamentos.

Educación sobre la importancia de la dieta y las posibles interacciones.

Colaboración con otros profesionales de la salud: La comunicación con médicos y otros especialistas es crucial para garantizar que el paciente reciba el mejor tratamiento posible y para ajustar el régimen si es necesario.

4. ANTIHIPERTENSIVOS

Los medicamentos antihipertensivos son fundamentales en la gestión de la hipertensión arterial, una condición crónica que aumenta el riesgo de enfermedades cardiovasculares y otros problemas de salud. La interacción entre alimentos y antihipertensivos es un aspecto importante que los farmacéuticos deben considerar al educar y asesorar a los pacientes. Los alimentos y bebidas pueden afectar la efectividad de los antihipertensivos y modificar la respuesta terapéutica, además de influir en la presión arterial de forma directa. Por lo tanto, es esencial que los pacientes comprendan cómo su dieta y hábitos alimenticios pueden influir en la gestión de su hipertensión.

A. Efectos del sodio y el alcohol en la presión arterial

1. Impacto del sodio: El sodio es un mineral que desempeña un papel crucial en la regulación del equilibrio de fluidos en el cuerpo y en la función de las células. Sin embargo, el consumo excesivo de sodio está estrechamente relacionado con el aumento de la presión arterial, lo que puede contrarrestar los efectos de los antihipertensivos y empeorar la hipertensión. Los pacientes que toman medicamentos antihipertensivos deben estar conscientes de su ingesta de sodio para garantizar que sus tratamientos sean efectivos.

Alimentos ricos en sodio: Los alimentos procesados, las comidas rápidas, los alimentos enlatados, las salsas y los condimentos son fuentes comunes de sodio en la dieta.

Consejos para pacientes: Se debe recomendar a los pacientes que reduzcan la cantidad de alimentos con alto contenido de sodio y opten por dietas frescas y naturales, como frutas, verduras y carnes magras. También se debe aconsejar sobre el uso de especias y hierbas como alternativas al sal para sazonar los alimentos.

2. Impacto del alcohol: El alcohol puede tener un efecto significativo en la presión arterial y en la eficacia de los medicamentos antihipertensivos. El consumo excesivo de alcohol puede elevar la presión arterial y reducir la efectividad de los tratamientos farmacológicos, aumentando el riesgo de complicaciones y de eventos adversos.

Mecanismo de acción: El alcohol puede actuar como un vasodilatador en dosis bajas, pero en dosis altas y crónicas, provoca vasoconstricción y eleva la presión arterial. Además, el consumo de alcohol puede interferir con la capacidad del hígado para metabolizar algunos antihipertensivos, reduciendo así su eficacia.

Recomendaciones para pacientes: Los farmacéuticos deben aconsejar a los pacientes sobre los riesgos del consumo de alcohol mientras están bajo tratamiento antihipertensivo y fomentar un consumo moderado o, preferiblemente, evitar el alcohol por completo. La moderación se define generalmente como un máximo de una bebida al día para las mujeres y hasta dos para los hombres, pero esta cifra puede variar según las características de cada paciente y la medicación específica.

B. Uso de diuréticos y manejo de electrolitos

Los diuréticos son una clase de medicamentos antihipertensivos que ayudan a reducir la presión arterial al aumentar la eliminación de sodio y agua a través de la orina. Sin embargo, su uso puede alterar los niveles de electrolitos en el cuerpo, lo que plantea desafíos en la gestión de la salud del paciente y en la educación sobre la dieta y la suplementación.

1. Importancia del equilibrio de electrolitos: El uso de diuréticos puede provocar desequilibrios de electrolitos como el potasio, el sodio, el magnesio y el calcio, lo que puede llevar a efectos secundarios graves como arritmias, calambres musculares y otros problemas. Estos desequilibrios pueden verse exacerbados por la dieta, especialmente si el paciente consume alimentos ricos en ciertos electrolitos en grandes cantidades o si tiene una dieta desequilibrada.

Diuréticos tiazídicos: Estos medicamentos pueden causar pérdida de potasio y magnesio, aumentando el riesgo de hipopotasemia y hipomagnesemia. Los pacientes deben ser informados sobre la importancia de mantener un consumo adecuado de estos minerales y considerar fuentes alimenticias como plátanos, espinacas y aguacates.

Diuréticos ahorradores de potasio: A diferencia de los diuréticos tiazídicos, estos medicamentos conservan potasio y pueden llevar a hiperpotasemia si se combinan con alimentos ricos en potasio o suplementos. Los alimentos como las bananas, las patatas y los tomates deben consumirse con precaución.

Recomendaciones dietéticas: Los pacientes que toman diuréticos deben seguir una dieta equilibrada y considerar la posibilidad de ajustar su consumo de alimentos ricos en potasio y sodio, dependiendo de su tipo de diurético y de los resultados de las pruebas de laboratorio. Es crucial la monitorización periódica de los electrolitos para evitar complicaciones.

2. Suplementos y alteraciones dietéticas: Los suplementos de potasio deben ser utilizados con precaución y solo bajo supervisión médica, ya que el exceso de potasio puede ser potencialmente peligroso y causar arritmias cardíacas. Los farmacéuticos deben educar a los pacientes sobre los signos y síntomas de la hipopotasemia e hiperpotasemia, y sobre cómo ajustar su dieta en consecuencia.

C. Precauciones y educación para los pacientes

La educación del paciente es fundamental para la gestión efectiva de la presión arterial y para la prevención de complicaciones asociadas con las interacciones entre alimentos y medicamentos antihipertensivos. Los farmacéuticos deben desempeñar un papel proactivo en la asesoría de los pacientes, brindando información sobre:

Dieta balanceada: Recomendar una dieta rica en frutas, verduras y granos enteros, y baja en alimentos procesados y sodio, para apoyar la salud cardiovascular y complementar el tratamiento antihipertensivo.

Monitoreo de la presión arterial: Fomentar la auto-monitorización de la presión arterial en casa y la asistencia a consultas de seguimiento para evaluar la eficacia del tratamiento y la respuesta a la dieta.

Información sobre signos de alerta: Informar a los pacientes sobre los síntomas de desequilibrios de electrolitos, como calambres musculares, debilidad, fatiga, y alteraciones en el ritmo cardíaco.

Interacciones con medicamentos y alimentos: Proporcionar una lista de alimentos a evitar o consumir con moderación y explicar cómo ciertos alimentos pueden modificar la respuesta a los antihipertensivos.

5. PSICOFÁRMACOS

Los psicofármacos son medicamentos utilizados para tratar una variedad de trastornos mentales y del estado de ánimo, incluyendo depresión, ansiedad, esquizofrenia y trastornos bipolares. Dado que muchos de estos medicamentos afectan el sistema nervioso central, las interacciones con alimentos pueden alterar significativamente su efectividad, seguridad y metabolismo. Por ello, los farmacéuticos deben tener un conocimiento profundo de estas interacciones y educar a los pacientes sobre cómo su dieta puede influir en la eficacia de su tratamiento y en la aparición de efectos adversos.

A. Interacciones entre alimentos con tiramina y antidepresivos IMAO

Los inhibidores de la monoaminoxidasa (IMAO) son una clase de antidepresivos que actúan bloqueando la enzima monoaminoxidasa, responsable de la degradación de neurotransmisores como la serotonina, la dopamina y la norepinefrina. Este tipo de medicamentos puede provocar efectos secundarios graves si se consumen alimentos ricos en tiramina, una amina que se encuentra en ciertos alimentos y que puede desencadenar una crisis hipertensiva si se combina con IMAO.

1. Efecto de la tiramina: La tiramina es una sustancia natural que se forma durante la descomposición de la proteína en alimentos fermentados, curados o envejecidos. Cuando los IMAO inhiben la degradación de la tiramina, esta se acumula en el cuerpo y

puede provocar un aumento repentino y peligroso de la presión arterial, conocido como crisis hipertensiva. Este evento puede causar síntomas como dolor de cabeza intenso, sudoración, visión borrosa y, en casos graves, accidentes cerebrovasculares o ataques cardíacos.

2. Alimentos ricos en tiramina a evitar: Los pacientes que toman IMAO deben evitar los siguientes alimentos ricos en tiramina:

Quesos curados y fermentados (ej. queso cheddar, gouda, roquefort)

Carnes curadas y embutidos (ej. salami, pepperoni, tocino)

Productos fermentados como la salsa de soja, el miso y algunos tipos de cerveza y vino tinto.

Alimentos enlatados o procesados que contienen aditivos de tiramina, como algunos embutidos y platos precocinados.

3. Consejos de prevención: Los farmacéuticos deben educar a los pacientes sobre la importancia de seguir una dieta estricta baja en tiramina y deben explicar qué alimentos y bebidas deben evitar. Además, deben enfatizar la necesidad de llevar un registro de su dieta y de consultar con el farmacéutico o médico si tienen dudas sobre la composición de los alimentos que consumen.

B. Cafeína y su impacto en medicamentos para el sistema nervioso

La cafeína es una sustancia psicoactiva que se encuentra en el café, té, bebidas energéticas, chocolate y algunos medicamentos de venta libre. Aunque la cafeína es generalmente segura en cantidades moderadas, puede interactuar con ciertos psicofármacos y modificar sus efectos, aumentando la excitación o provocando efectos secundarios no deseados.

1. Efectos de la cafeína en medicamentos para el sistema nervioso: La cafeína actúa como un estimulante del sistema nervioso central y puede alterar la acción de medicamentos como los ansiolíticos, antidepresivos y antipsicóticos. En algunos casos, la cafeína puede disminuir la efectividad de los medicamentos al inducir un efecto de "contrapresión" en el sistema nervioso, y en otros, puede potenciar sus efectos estimulantes o sedantes.

Ejemplo con ansiolíticos y sedantes: La cafeína puede reducir la eficacia de medicamentos como las benzodiazepinas y otros ansiolíticos. La ingesta de cafeína mientras se toman estos medicamentos puede disminuir la sensación de calma o sedación, haciendo que el paciente se sienta más ansioso o que el medicamento no actúe tan eficazmente.

Ejemplo con antidepresivos: En algunos antidepresivos, como los inhibidores selectivos de la recaptación de serotonina (ISRS), la cafeína puede aumentar la excitabilidad y provocar efectos secundarios como nerviosismo e insomnio.

2. Consideraciones sobre la dosis de cafeína: La cantidad de cafeína que puede considerarse segura varía entre individuos, y su impacto puede depender de la tolerancia y el metabolismo del paciente. Los pacientes que toman medicamentos psicofarmacológicos deben ser informados de los posibles efectos de la cafeína y de cómo sus interacciones pueden influir en el tratamiento. La reducción del consumo de cafeína puede ser una estrategia efectiva para minimizar los efectos adversos y mejorar la calidad del tratamiento.

Recomendaciones para los pacientes: Los farmacéuticos deben educar a los pacientes sobre los riesgos de consumir cafeína en exceso, especialmente si están tomando medicamentos para el sistema nervioso. Se deben proporcionar recomendaciones sobre el consumo moderado de cafeína y sugerir alternativas, como infusiones de hierbas o agua, para mantener una buena hidratación y reducir el riesgo de interacciones. Además, deben estar atentos a posibles efectos secundarios como insomnio, palpitaciones y ansiedad, y recomendar la consulta médica si se presentan estos síntomas.

CAPÍTULO 6: RECOMENDACIONES PARA PACIENTES EN TRATAMIENTO FARMACOLÓGICO

La educación sanitaria y el manejo adecuado de la dieta y la medicación son componentes esenciales para optimizar los resultados terapéuticos y garantizar la seguridad del paciente. Los farmacéuticos desempeñan un papel crucial en educar a los pacientes sobre cómo las interacciones entre alimentos y medicamentos pueden afectar su salud, así como en fomentar un enfoque activo en la gestión de su tratamiento. Este capítulo ofrece un conjunto de recomendaciones prácticas que los farmacéuticos pueden compartir con los pacientes para mejorar su comprensión y empoderamiento en relación con el uso de medicamentos y la alimentación.

1. IMPORTANCIA DE LA EDUCACIÓN SANITARIA

La educación sanitaria es el proceso de informar y capacitar a los pacientes para que comprendan mejor su condición de salud, el uso de medicamentos y las posibles interacciones con alimentos. A través de la educación, los pacientes pueden tomar decisiones informadas que mejoren su salud y bienestar, evitando complicaciones y optimizando el manejo de su tratamiento.

a. Rol del farmacéutico en la educación sanitaria:
El farmacéutico es un recurso accesible y confiable para los pacientes, capaz de proporcionar información clara y comprensible sobre cómo los medicamentos interactúan con la dieta. Esto incluye consejos sobre qué alimentos deben evitarse o consumirse con precaución y cómo ajustar los hábitos alimentarios para mejorar la absorción y efectividad de los medicamentos.

b. Beneficios de la educación:
Reducción de eventos adversos y complicaciones por interacciones.
Mejor cumplimiento del tratamiento y adherencia a las recomendaciones médicas.
Empoderamiento del paciente, promoviendo un rol activo en su propia salud.

2. CÓMO LEER Y ENTENDER LOS PROSPECTOS DE MEDICAMENTOS

Los prospectos de medicamentos contienen información esencial sobre el uso de un medicamento, incluidas advertencias sobre posibles interacciones con alimentos. Sin embargo, los términos técnicos y el lenguaje médico pueden ser difíciles de entender para el paciente promedio. Los farmacéuticos pueden ayudar a los pacientes a aprender a leer y comprender estos documentos para mejorar su seguridad.

a. Elementos clave a buscar en un prospecto:
Indicaciones y contraindicaciones: Para qué está indicado el medicamento y qué condiciones o situaciones deben evitarse.

Advertencias sobre alimentos y bebidas: Información sobre alimentos que pueden alterar la absorción o el efecto del medicamento.

Efectos secundarios y reacciones adversas: Potenciales efectos no deseados que pueden ocurrir debido a interacciones con alimentos.

b. Consejos para interpretar el prospecto:

Leer con atención la sección de "interacciones" y buscar menciones específicas a alimentos.

Preguntar sobre dudas al farmacéutico: Si algún término o advertencia es confuso, los pacientes deben ser alentados a buscar aclaraciones.

Mantener el prospecto a mano y revisarlo antes de cada toma de medicamento para recordar las recomendaciones y restricciones alimentarias.

3. GUÍAS PRÁCTICAS PARA AJUSTAR LA DIETA SEGÚN EL TRATAMIENTO

Los pacientes deben entender cómo ajustar sus hábitos alimentarios para mejorar la eficacia del tratamiento y minimizar los riesgos de interacciones. Aquí se presentan algunas guías prácticas para pacientes en tratamiento farmacológico:

a. Planificación de comidas equilibradas: Los pacientes deben intentar mantener una dieta equilibrada que incluya una variedad de alimentos ricos en nutrientes, evitando aquellos que pueden interferir con el tratamiento. Los farmacéuticos pueden ayudar a los pacientes a identificar qué alimentos deben evitar y proporcionar alternativas saludables.

b. Ejemplos de ajustes dietéticos según medicamentos específicos:

Anticoagulantes orales (ej. warfarina): Evitar grandes cantidades de alimentos ricos en vitamina K (como la col rizada y el brócoli) y mantener una ingesta constante de estos alimentos para evitar fluctuaciones en los niveles de INR.

Antibióticos: Evitar productos lácteos y suplementos de calcio durante la toma de medicamentos como las tetraciclinas, ya que pueden disminuir la absorción del antibiótico.

Diuréticos: Ajustar la ingesta de alimentos ricos en potasio si se están tomando diuréticos ahorradores de potasio, como la espinaca y el plátano.

c. Recomendaciones para mejorar la absorción y efectividad:

Tomar medicamentos con la cantidad adecuada de agua.

Evitar tomar medicamentos con jugos ácidos (ej. jugo de naranja) si estos afectan la absorción.

Consumir alimentos ricos en fibra con moderación, ya que pueden alterar la absorción de ciertos medicamentos.

4. USO DE APLICACIONES Y HERRAMIENTAS DIGITALES PARA EL MONITOREO

En la era digital, los pacientes pueden beneficiarse de diversas herramientas y aplicaciones que los ayudan a seguir su tratamiento y a monitorear posibles interacciones entre alimentos y medicamentos. Estas tecnologías pueden mejorar la gestión del tratamiento y facilitar la educación continua del paciente.

a. Aplicaciones de monitoreo de medicación:

Apps de recordatorio de toma de medicamentos: Ayudan a los pacientes a recordar cuándo deben tomar sus medicamentos y les alertan sobre posibles interacciones.

Calculadoras de interacciones medicamentosas: Permiten a los pacientes comprobar posibles interacciones entre los medicamentos que toman y los alimentos que consumen.

Diarios de alimentos y medicamentos: Apps que permiten registrar lo que se consume para revisar posibles interacciones y patrones de efectos secundarios.

b. Recursos digitales para la educación del paciente:

Materiales interactivos en línea: Videos, infografías y guías que explican de manera sencilla las interacciones medicamentosas y alimentarias.

Consultas en línea con farmacéuticos y médicos: Permiten aclarar dudas sobre la dieta y el tratamiento sin necesidad de acudir físicamente a la farmacia o clínica.

Portales de salud y foros de pacientes: Lugares donde los pacientes pueden compartir experiencias y recibir consejos de otros que están en situaciones similares.

CAPÍTULO 7: ATENCIÓN FARMACÉUTICA INDIVIDUALIZADA

La atención farmacéutica individualizada es un enfoque centrado en el paciente que busca personalizar el manejo de su tratamiento para garantizar la seguridad, la efectividad y el bienestar general. En el contexto de las interacciones entre medicamentos y alimentos, este enfoque es especialmente relevante para prevenir complicaciones y optimizar la terapia. Los farmacéuticos desempeñan un papel esencial en la identificación de riesgos potenciales y en la creación de planes de intervención que aborden las necesidades particulares de cada paciente.

1. EVALUACIÓN DE LOS HÁBITOS ALIMENTICIOS DEL PACIENTE

El primer paso en la atención farmacéutica individualizada es comprender los hábitos alimenticios del paciente. Esto implica obtener un perfil detallado que incluya tanto la ingesta de alimentos como la frecuencia y los patrones de consumo. La información recabada permite identificar posibles interacciones con medicamentos y diseñar estrategias para minimizarlas.

a. Técnicas de recopilación de información:
Entrevista estructurada: Utilizar un cuestionario estandarizado para recopilar datos sobre la dieta y los hábitos alimenticios del paciente. Preguntas cla-

ve pueden incluir la frecuencia de consumo de ciertos alimentos, la ingesta de suplementos y la presencia de dietas específicas (por ejemplo, vegetariana o baja en carbohidratos).

Diario alimenticio: Pedir al paciente que registre durante una semana su ingesta de alimentos y bebidas, proporcionando un panorama claro de sus patrones alimentarios.

Historial médico y farmacológico: Revisar los medicamentos actuales y pasados, así como las condiciones de salud que puedan influir en los requerimientos dietéticos, como diabetes, hipertensión o enfermedades hepáticas.

b. Identificación de patrones alimenticios relevantes:

Consumo de alimentos ricos en nutrientes específicos: Identificar alimentos que puedan interferir con la absorción, metabolismo o excreción de medicamentos, como aquellos ricos en vitamina K, calcio, hierro o fibra.

Patrones de consumo de alimentos y bebidas: Analizar hábitos como el consumo de alcohol, cafeína o jugos cítricos, que pueden afectar la eficacia de los medicamentos.

Ingesta de suplementos y productos naturales: Los suplementos, como el ajo o la hierba de San Juan, pueden tener efectos significativos en la farmacocinética y farmacodinámica de los medicamentos.

2. IDENTIFICACIÓN DE INTERACCIONES POTENCIALES MEDIANTE LA ENTREVISTA FARMACÉUTICA

La entrevista farmacéutica es una herramienta clave para evaluar de manera exhaustiva la historia de salud y alimentación de un paciente, así como para identificar posibles interacciones entre medicamentos y alimentos. Este proceso no solo permite detectar interacciones, sino que también proporciona una oportunidad para educar al paciente sobre la importancia de la dieta en su tratamiento.

a. Estrategias de entrevista efectiva:

Escucha activa: El farmacéutico debe demostrar empatía y atención para establecer una relación de confianza, haciendo preguntas abiertas y evitando respuestas cerradas que limiten la conversación.

Clarificación de dudas y detalles: Para obtener información precisa, el farmacéutico debe reformular y aclarar las respuestas del paciente, profundizando en los detalles relevantes.

Uso de herramientas de evaluación: Utilizar guías y listas de control que permitan identificar rápidamente posibles interacciones basadas en la dieta del paciente y los medicamentos que toma.

b. Identificación de señales de alerta:

Síntomas relacionados con interacciones: Preguntar sobre la aparición de efectos secundarios como mareos, náuseas, cambios en la presión arterial, entre otros, que puedan estar relacionados con el consumo de alimentos específicos junto con la medicación.

Revisión de medicamentos y alimentos que podrían aumentar riesgos: Por ejemplo, identificar el uso de anticoagulantes y la ingesta de alimentos ricos en vitamina K, o el uso de inhibidores de la CYP3A4 con jugos cítricos.

3. DISEÑO DE PLANES PERSONALIZADOS PARA MINIMIZAR INTERACCIONES

Una vez identificados los riesgos potenciales de interacción, el farmacéutico debe diseñar un plan de intervención personalizado que considere tanto la medicación como la dieta del paciente. Este plan debe adaptarse a las necesidades específicas de cada persona y debe incluir recomendaciones prácticas que se puedan implementar fácilmente en la vida diaria del paciente.

a. Recomendaciones dietéticas individualizadas:

Educación sobre alimentos específicos: Informar al paciente sobre los alimentos que deben evitarse o consumirse con moderación. Por ejemplo, un paciente en tratamiento con anticoagulantes debe ser instruido sobre la necesidad de mantener un consumo constante de alimentos con vitamina K.

Orientación sobre la mejor manera de tomar los medicamentos: Indicar si el medicamento debe tomarse con o sin alimentos, si se debe evitar el consumo de ciertos alimentos al mismo tiempo, o si se deben tomar ciertos alimentos en combinación con medicamentos para mejorar la absorción.

Alternativas alimenticias: Sugerir opciones de alimentos y recetas que no interfieran con la medicación y que mantengan la dieta del paciente equilibrada y saludable.

b. Planes de monitoreo y seguimiento:

Monitoreo de síntomas: Recomendar al paciente que esté atento a cualquier síntoma que pueda indicar una interacción, como cambios en los niveles de energía, efectos secundarios inusuales o cambios en los resultados de las pruebas de laboratorio.

Seguimiento periódico: Establecer citas de seguimiento para revisar la adherencia al plan alimenticio y al tratamiento, y hacer ajustes si es necesario.

Uso de registros alimentarios: Pedir al paciente que mantenga un registro de su dieta para revisar junto con el farmacéutico en visitas de seguimiento.

c. Integración con otros profesionales de la salud: Cuando las interacciones son complejas o el paciente tiene condiciones médicas múltiples, el farmacéutico debe colaborar con médicos, dietistas y otros especialistas en salud para asegurar que el tratamiento y la dieta del paciente estén coordinados de manera óptima.

CAPÍTULO 8: CASOS CLÍNICOS Y EJEMPLOS PRÁCTICOS

Este capítulo se centra en presentar casos clínicos que ilustran las interacciones entre medicamentos y alimentos, así como ejemplos prácticos de cómo el farmacéutico puede intervenir para mejorar la atención y la seguridad del paciente. Los casos prácticos ofrecen una oportunidad para aplicar los conocimientos teóricos y desarrollar habilidades en la identificación, prevención y manejo de las interacciones medicamento-alimento en la práctica clínica.

Caso 1: Interacción entre la warfarina y alimentos ricos en vitamina K

Historia clínica: María, una paciente de 68 años con antecedentes de fibrilación auricular, toma warfarina para la prevención de trombos. Ha sido prescrita con 2.5 mg diarios de warfarina y acude a la farmacia para discutir su dieta, ya que ha notado que a veces su INR se encuentra por debajo del rango terapéutico.

Problema identificado: María consume habitualmente ensaladas grandes con verduras de hoja verde como espinacas y col rizada, alimentos ricos en vitamina K. La vitamina K es conocida por su papel en la coagulación sanguínea y puede reducir la eficacia de la warfarina al interferir con su mecanismo de acción.

Intervención farmacéutica:

Educación al paciente: Se informa a María sobre la importancia de mantener una ingesta consistente de alimentos ricos en vitamina K para evitar fluctuaciones en el INR.

Recomendaciones dietéticas: María debe intentar consumir cantidades similares de alimentos ricos en vitamina K en cada comida y evitar cambios bruscos en su dieta.

Seguimiento: El farmacéutico sugiere programar visitas regulares para revisar sus niveles de INR y ajustar la dosis de warfarina si es necesario.

Conclusión: Esta intervención ayuda a María a mantener un INR estable, optimizando la eficacia de su tratamiento anticoagulante y minimizando el riesgo de eventos adversos.

Caso 2: Efecto del jugo de pomelo en medicamentos metabolizados por CYP3A4

Historia clínica: Andrés, un paciente de 55 años con hipertensión y colesterol alto, toma atorvastatina y un medicamento antihipertensivo metabolizado por la enzima CYP3A4. Acude a la farmacia con dudas sobre el consumo de jugo de pomelo, ya que ha leído que puede interferir con algunos medicamentos.

Problema identificado: El jugo de pomelo inhibe la enzima CYP3A4 en el intestino, lo que puede aumentar la concentración plasmática de medicamentos que son metabolizados por esta enzima, como la atorvastatina. Esto aumenta el riesgo de efectos adversos, como la miopatía.

Intervención farmacéutica:

Consejos al paciente: Se explica a Andrés que debe evitar el jugo de pomelo mientras esté tomando atorvastatina y medicamentos relacionados.

Alternativas: Se sugieren alternativas para que Andrés pueda disfrutar de otros tipos de jugos sin riesgo de interacción, como jugos de manzana o pera.

Monitorización: Se aconseja realizar un seguimiento para observar cualquier efecto adverso y revisar periódicamente los niveles de colesterol y los signos de miopatía.

Conclusión: Al educar a Andrés sobre los riesgos de la interacción y proponer alternativas, el farmacéutico ayuda a evitar efectos adversos y asegura la eficacia del tratamiento.

Caso 3: Interacción entre diuréticos y alimentos ricos en potasio

Historia clínica: Pedro, un hombre de 72 años con insuficiencia cardíaca congestiva, toma espironolactona y otros medicamentos diuréticos para controlar su condición. Ha comenzado a incluir en su dieta plátanos y batidos de frutas ricas en potasio, ya que cree que son saludables.

Problema identificado: La espironolactona es un diurético ahorrador de potasio que puede causar hiperpotasemia si se combina con alimentos ricos en potasio o suplementos de potasio. Pedro podría correr el riesgo de desarrollar niveles peligrosos de potasio, lo que puede llevar a arritmias cardíacas.

Intervención farmacéutica:

Educación y asesoramiento dietético: Se explica a Pedro los peligros de consumir alimentos ricos en potasio y cómo esto puede alterar el equilibrio de potasio en su organismo.

Monitoreo de potasio: El farmacéutico sugiere un seguimiento regular de los niveles de potasio en sangre y la revisión de la dieta para asegurarse de que no haya un consumo excesivo de alimentos ricos en potasio.

Alternativas saludables: Se ofrece una lista de alimentos bajos en potasio que Pedro puede consumir sin riesgo de hiperkalemia.

Conclusión: Mediante la educación y el seguimiento, el farmacéutico ayuda a Pedro a reducir el riesgo de hiperpotasemia y a mantener el equilibrio adecuado de potasio, protegiendo su salud y optimizando su tratamiento.

Caso 4: Interacción entre alimentos ricos en fibra y medicamentos de liberación controlada

Historia clínica: Carla, una paciente de 45 años con diabetes tipo 2, toma metformina de liberación controlada. Recientemente, ha incorporado a su dieta alimentos altos en fibra como cereales integrales y verduras crudas, buscando mejorar su salud digestiva.

Problema identificado: Los alimentos ricos en fibra pueden retrasar el vaciamiento gástrico y disminuir la absorción de medicamentos de liberación controlada, afectando los niveles en sangre y la eficacia de la metformina.

Intervención farmacéutica:

Revisión de la dieta: Se informa a Carla sobre cómo la fibra puede interferir con la absorción de la metformina y se sugiere tomar la medicación con un vaso de agua antes de las comidas.

Educación sobre la dosificación: Se le recomienda a Carla que tome la metformina a una hora distinta a la de consumir alimentos con mucha fibra para maximizar la absorción del medicamento.

Seguimiento de glucosa: Se sugiere a Carla monitorear sus niveles de glucosa para detectar cambios y ajustar la dieta y la medicación si es necesario.

Conclusión: Gracias a la educación y la modificación en la forma de tomar el medicamento, Carla puede mantener el control adecuado de su glucosa, optimizando su tratamiento y reduciendo el riesgo de hipoglucemia o hiperglucemia.

Caso 5: Interacción entre inhibidores de la bomba de protones (IBP) y alimentos ricos en calcio

Historia clínica: Laura, una mujer de 60 años con antecedentes de reflujo gastroesofágico, toma omeprazol de forma diaria. Además, ha estado tomando suplementos de calcio para combatir la osteoporosis. Últimamente, ha notado que sus niveles de calcio en sangre han disminuido y ha experimentado síntomas de calambres musculares.

Problema identificado: El omeprazol, al reducir la producción de ácido en el estómago, puede interferir con la absorción de calcio, especialmente en su forma no soluble, como el carbonato de calcio. Esta interacción puede disminuir la biodisponibilidad de este mineral y aumentar el riesgo de deficiencia en el paciente.

Intervención farmacéutica:

Educación al paciente: Se informa a Laura sobre cómo el omeprazol puede afectar la absorción de calcio y se le aconseja tomar el suplemento de calcio en un momento del día diferente al de la administración del omeprazol.

Recomendaciones de suplementos: Se sugiere a Laura tomar citrato de calcio, que se absorbe mejor en un ambiente ácido, preferiblemente antes de las comidas.

Seguimiento: Se le aconseja realizar un análisis de sangre para controlar los niveles de calcio y ajustar la suplementación si es necesario.

Conclusión: Con la intervención adecuada, Laura puede mejorar la absorción de calcio y reducir el riesgo de calambres y otras complicaciones relacionadas con la deficiencia de este mineral.

Caso 6: Interacción entre el jugo de pomelo y antihipertensivos

Historia clínica: Roberto, un hombre de 50 años con hipertensión arterial, toma felodipino, un bloqueador de los canales de calcio, para controlar su presión arterial. Durante un chequeo rutinario, su farmacéutico descubre que ha estado bebiendo jugo de pomelo diariamente, lo que podría afectar la eficacia de su medicamento.

Problema identificado: El jugo de pomelo inhibe la enzima CYP3A4, que metaboliza el felodipino en el hígado. Esto puede aumentar la concentración del medicamento en el plasma y aumentar el riesgo de efectos adversos como hipotensión severa y edema.

Intervención farmacéutica:

Educación sobre el jugo de pomelo: Se informa a Roberto sobre la interacción entre el jugo de pomelo y su medicamento y se le recomienda evitarlo.

Alternativas: Se le sugiere consumir otros tipos de jugos, como el de manzana o naranja, que no tienen el mismo efecto inhibidor sobre la CYP3A4.

Seguimiento de la presión arterial: Se aconseja a Roberto que controle su presión arterial en casa y regrese al farmacéutico para revisar su tratamiento si experimenta síntomas de hipotensión.

Conclusión: Al evitar el jugo de pomelo, Roberto puede reducir el riesgo de efectos adversos y mantener un control adecuado de su hipertensión.

Caso 7: Interacción entre antibióticos y alimentos ricos en calcio y hierro

Historia clínica: Paula, una joven de 25 años con una infección de garganta, ha sido recetada con doxiciclina, un antibiótico de la familia de las tetraciclinas. Durante una conversación en la farmacia, menciona que está tomando un suplemento de calcio y que consume yogur y leche a diario.

Problema identificado: La doxiciclina puede formar complejos insolubles con cationes como el calcio y el hierro, lo que reduce su absorción y, por lo tanto, su efectividad. Esta interacción puede hacer que el tratamiento sea menos efectivo y prolongar la duración de la infección.

Intervención farmacéutica:

Educación sobre la administración de medicamentos: Se instruye a Paula sobre cómo tomar la doxiciclina al menos 2 horas antes o 4 horas después de consumir alimentos ricos en calcio y hierro.

Alternativas dietéticas: Se sugiere que Paula limite su consumo de productos lácteos y suplementos de calcio mientras dure el tratamiento.

Seguimiento: Se aconseja a Paula que se ponga en contacto con la farmacia si no observa mejoría o experimenta efectos adversos.

Conclusión: La paciente puede seguir un tratamiento efectivo al ajustar su dieta, lo que mejora la absorción de la doxiciclina y optimiza su recuperación.

Caso 8: Interacción entre anticoagulantes orales y alimentos ricos en vitamina K

Historia clínica: Enrique, un paciente de 75 años con antecedentes de tromboembolismo venoso, toma acenocumarol para prevenir la formación de coágulos. Se le informa que debe mantener un equilibrio constante en su ingesta de vitamina K para evitar fluctuaciones en el INR.

Problema identificado: Enrique ha estado comiendo alimentos ricos en vitamina K, como brócoli, espinaca y col rizada, en grandes cantidades. Esto puede reducir la eficacia de acenocumarol y aumentar el riesgo de formación de coágulos.

Intervención farmacéutica:

Educación sobre la vitamina K: Se educa a Enrique sobre la importancia de mantener un consumo constante de vitamina K y de no hacer cambios repentinos en su dieta.

Plan de alimentación: Se sugiere un plan de alimentación que incluya porciones moderadas de alimentos ricos en vitamina K, de manera regular, para ayudar a mantener la estabilidad del INR.

Monitoreo: Se le aconseja a Enrique que se realice un seguimiento regular del INR para ajustar la dosis de acenocumarol si es necesario.

Conclusión: La intervención del farmacéutico ayuda a Enrique a evitar fluctuaciones en los niveles de INR y a mantener su tratamiento anticoagulante en un rango terapéutico seguro.

Caso 9: Interacción entre el medicamento antihistamínico loratadina y jugo de pomelo

Historia clínica: Pedro, un hombre de 42 años con alergias estacionales, toma loratadina para controlar sus síntomas. Un día, menciona en la farmacia que ha estado tomando jugo de pomelo para mejorar su digestión.

Problema identificado: El jugo de pomelo inhibe la enzima CYP3A4 en el hígado, la cual es responsable de metabolizar la loratadina. Esta interacción puede aumentar la concentración del medicamento en la sangre, lo que potencialmente lleva a efectos secundarios como somnolencia excesiva o sedación.

Intervención farmacéutica:

Educación sobre interacciones alimentarias: Se informa a Pedro sobre cómo el jugo de pomelo afecta la metabolización de la loratadina.

Alternativas de jugos: Se sugiere a Pedro que reemplace el jugo de pomelo por otros tipos de jugos que no interactúan con la CYP3A4, como el de manzana o pera.

Revisión de síntomas: Se le aconseja que esté atento a la aparición de síntomas de somnolencia y que acuda a la farmacia si experimenta efectos adversos.

Conclusión: Evitar el jugo de pomelo permite a Pedro mantener la eficacia de la loratadina y evitar efectos secundarios inesperados.

Caso 10: Interacción entre antidiabéticos orales y alimentos con alto índice glucémico

Historia clínica: Julia, una mujer de 55 años diagnosticada con diabetes tipo 2, toma metformina para controlar su glucemia. En su última visita a la farmacia, menciona que ha estado consumiendo alimentos con un alto índice glucémico, como pan blanco y refrescos azucarados, con frecuencia.

Problema identificado: Los alimentos con alto índice glucémico pueden causar picos rápidos en los niveles de glucosa en sangre, lo que puede hacer que la metformina no controle de manera efectiva la glucemia. Esta interacción puede llevar a descompensaciones en el tratamiento de la diabetes.

Intervención farmacéutica:

Educación sobre alimentación y diabetes: Se educa a Julia sobre cómo los alimentos con bajo índice glucémico ayudan a mantener niveles de glucosa más estables.

Sugerencias dietéticas: Se le recomienda que incluya alimentos como legumbres, granos enteros y vegetales de hoja verde en su dieta diaria.

Monitoreo de glucosa: Se aconseja a Julia que controle su glucosa en sangre con mayor frecuencia para detectar picos y ajustar su dieta o medicación si es necesario.

Conclusión: Al adoptar cambios en su dieta y evitar alimentos de alto índice glucémico, Julia puede mantener un mejor control de su diabetes y optimizar la eficacia de la metformina.

Caso 11: Interacción entre medicamentos antidepresivos y alimentos con tiramina

Historia clínica: Antonio, un hombre de 60 años que toma un inhibidor de la monoaminooxidasa (IMAO) para tratar la depresión, ha comenzado a experimentar dolores de cabeza y presión arterial alta. El farmacéutico detecta que ha estado consumiendo alimentos ricos en tiramina, como queso curado y vino tinto.

Problema identificado: Los IMAO inhiben la enzima monoaminooxidasa, que descompone la tiramina en el organismo. Un aumento en los niveles de tiramina debido a la ingesta de alimentos ricos en esta sustancia puede provocar un aumento peligroso de la presión arterial (crisis hipertensiva).

Intervención farmacéutica:

Información sobre tiramina: Se explica a Antonio qué alimentos deben evitarse para prevenir una crisis hipertensiva.

Plan de alimentación seguro: Se le ofrece una lista de alimentos bajos en tiramina que puede consumir de manera segura.

Monitoreo de presión arterial: Se le recomienda a Antonio que controle su presión arterial y que acuda a la farmacia si experimenta síntomas de hipertensión.

Conclusión: Al educar a Antonio sobre los alimentos que debe evitar, se puede prevenir la aparición de crisis hipertensivas y mejorar su bienestar general.

CAPÍTULO 9: TECNOLOGÍA Y HERRAMIENTAS PARA EL FARMACÉUTICO

La integración de la tecnología en la atención farmacéutica ha revolucionado la forma en que los farmacéuticos detectan, evalúan y manejan las interacciones entre medicamentos y alimentos. El uso de herramientas digitales y recursos avanzados no solo mejora la precisión en la identificación de riesgos, sino que también optimiza el tiempo y los recursos de la práctica farmacéutica, permitiendo un enfoque más centrado en el paciente. Este capítulo explora las tecnologías más relevantes para los farmacéuticos y cómo pueden implementarse para maximizar la seguridad y la efectividad del tratamiento.

1. BASES DE DATOS Y PROGRAMAS ESPECIALIZADOS PARA DETECTAR INTERACCIONES

Los farmacéuticos necesitan acceso a bases de datos actualizadas y programas informáticos diseñados para ayudar en la detección de interacciones medicamentosas y alimentarias. Estos recursos permiten una revisión exhaustiva de las posibles interacciones, apoyando la toma de decisiones clínicas informadas y mejorando la atención al paciente.

a. Bases de datos confiables:

Lexicomp, Micromedex y Clinical Pharmacology: Estas bases de datos son ampliamente utilizadas en la práctica farmacéutica y proporcionan información sobre interacciones medicamentosas y alimentarias, incluyendo detalles sobre mecanismos de acción, síntomas potenciales y medidas de manejo.

PubMed y Medline: Para investigaciones más profundas, estas plataformas permiten el acceso a estudios y publicaciones científicas que pueden ayudar a entender mejor los efectos de ciertas interacciones en contextos específicos.

b. Programas de software integrados en la práctica diaria:

Sistema de gestión de farmacia (PMS): Muchos de estos sistemas incluyen módulos para la identificación de interacciones y advertencias automáticas. Estos programas ayudan a los farmacéuticos a hacer revisiones de recetas en tiempo real, destacando posibles interacciones de alimentos y medicamentos antes de que se entreguen al paciente.

Herramientas de soporte de decisiones clínicas (CDSS): Software como estos utiliza algoritmos avanzados para alertar a los farmacéuticos sobre interacciones potenciales, priorizando aquellas que representan un mayor riesgo para la seguridad del paciente.

2. RECURSOS DIGITALES PARA PACIENTES: APLICACIONES Y GUÍAS INTERACTIVAS

El empoderamiento de los pacientes es esencial para la gestión eficaz de las interacciones medicamentosas y alimentarias. Las aplicaciones y guías digitales pueden ayudar a los pacientes a estar informados y a seguir las recomendaciones adecuadas, mejorando su capacidad para manejar su salud y prevenir complicaciones.

a. Aplicaciones móviles de gestión de la medicación:

Medisafe: Esta aplicación permite a los pacientes llevar un control de sus medicamentos, recibir alertas de horarios de toma y notificaciones sobre interacciones potenciales con alimentos.

MyTherapy: Ofrece recordatorios de medicamentos, informes de cumplimiento y seguimiento de síntomas, lo que ayuda a los pacientes a entender mejor la relación entre su dieta y su tratamiento.

b. Guías interactivas y plataformas educativas:

Portales de salud y educación en línea: Los sitios web de asociaciones de salud, como la Asociación Americana de Farmacéuticos de la Comunidad (APhA), proporcionan guías educativas que pueden ser compartidas con los pacientes para informarles sobre los efectos de los alimentos en sus medicamentos.

Videos interactivos y tutoriales: Los farmacéuticos pueden usar plataformas de video para educar a los pacientes sobre cómo evitar interacciones, explicar el uso de medicamentos con alimentos y responder preguntas frecuentes sobre su dieta y tratamiento.

c. Beneficios de los recursos digitales para pacientes:

Autogestión y toma de decisiones informada: Las aplicaciones y recursos digitales permiten a los pacientes estar al tanto de las interacciones y tomar decisiones informadas sobre su dieta y medicación.

Recordatorios y alertas personalizadas: Estos recursos ayudan a los pacientes a mantener una rutina de medicación coherente y a evitar interacciones que podrían comprometer su salud.

3. USO DE INTELIGENCIA ARTIFICIAL PARA LA PREDICCIÓN DE INTERACCIONES COMPLEJAS

La inteligencia artificial (IA) y el aprendizaje automático están transformando el campo de la atención farmacéutica, permitiendo la predicción y la gestión de interacciones medicamentosas y alimentarias de manera más avanzada. Estas tecnologías ayudan a identificar patrones en grandes cantidades de datos, proporcionando al farmacéutico herramientas precisas y predictivas para la evaluación de riesgos.

a. Algoritmos de predicción:

IA en la identificación de riesgos: Los algoritmos de aprendizaje automático analizan datos de pacientes y registros médicos para prever interacciones medicamentosas y alimentarias antes de que ocurran. Esto permite una intervención temprana y una toma de decisiones más informada.

Análisis de grandes datos (Big Data): Las plataformas de Big Data pueden procesar enormes cantidades de información sobre medicamentos, alimentos y perfiles de pacientes para identificar relaciones complejas entre estos elementos y prever efectos adversos.

b. Ejemplos de uso de IA en la práctica farmacéutica:

Herramientas de monitoreo en tiempo real: Algunas plataformas integran IA para alertar a los farmacéuticos de posibles interacciones al momento de la prescripción y la revisión de medicamentos, mejorando la seguridad del paciente de manera proactiva.

Sistemas de ayuda de decisiones clínicas basados en IA: Estos sistemas evalúan la historia clínica del paciente, sus hábitos alimenticios y su medicación para crear recomendaciones personalizadas que minimicen riesgos y optimicen la terapia.

c. Ventajas y desafíos de la IA en atención farmacéutica:

Ventajas: Mejora la precisión en la predicción de interacciones, optimiza la gestión del tiempo y permite a los farmacéuticos concentrarse en tareas de asesoramiento clínico en lugar de en la recopilación y evaluación manual de información.

Desafíos: La implementación de la IA requiere inversión en tecnología, capacitación adecuada y supervisión para evitar sesgos y errores en el análisis de datos.

CAPÍTULO 10: PAPEL DEL FARMACÉUTICO EN LA PREVENCIÓN DE INTERACCIONES

Las interacciones entre medicamentos y alimentos pueden afectar significativamente la efectividad de los tratamientos y la seguridad del paciente. El farmacéutico, como profesional de la salud accesible y con un enfoque integral en la atención, desempeña un papel fundamental en la prevención de estas interacciones. Este capítulo examina las estrategias y prácticas que los farmacéuticos pueden implementar para educar, colaborar y contribuir a la farmacovigilancia, con el fin de garantizar un tratamiento seguro y eficaz.

1. ESTRATEGIAS EDUCATIVAS PARA PACIENTES Y PROFESIONALES DE LA SALUD

El conocimiento y la concienciación sobre las interacciones medicamento-alimento son esenciales para la prevención de eventos adversos y la optimización del tratamiento. Los farmacéuticos pueden emplear una variedad de estrategias educativas tanto para los pacientes como para otros profesionales de la salud.

a. Educación a los pacientes:

Sesiones de asesoramiento personalizadas: Realizar entrevistas farmacéuticas para discutir con los pacientes los alimentos que deben evitar o consumir con precaución durante el tratamiento. Utilizar material visual, como folletos y diagramas, para simplificar la comprensión de las recomendaciones.

Talleres y charlas educativas: Organizar talleres en la farmacia o en centros comunitarios donde se discutan temas relacionados con las interacciones alimentarias y medicamentosas, proporcionando ejemplos prácticos y consejos útiles.

Uso de tecnología digital: Implementar aplicaciones móviles y plataformas en línea que ofrezcan a los pacientes recordatorios sobre qué alimentos evitar y cómo tomar sus medicamentos correctamente.

b. Educación a los profesionales de la salud:

Formación continua y talleres: Ofrecer cursos y talleres de formación para médicos, enfermeras y dietistas en los que se expliquen las interacciones medicamentosas y alimentarias más comunes, y cómo identificarlas y manejarlas de manera efectiva.

Material educativo y protocolos compartidos: Proveer a los profesionales de la salud con guías, infografías y protocolos que incluyan información sobre las interacciones de medicamentos y alimentos y las mejores prácticas para la prevención.

Seminarios de actualización y casos clínicos: Organizar reuniones periódicas para presentar casos clínicos relevantes y discutir cómo un enfoque colaborativo puede ayudar a minimizar riesgos.

2. PROMOCIÓN DEL TRABAJO MULTIDISCIPLINAR CON MÉDICOS Y DIETISTAS

La colaboración entre farmacéuticos, médicos, dietistas y otros profesionales de la salud es esencial para gestionar eficazmente la prevención de interacciones y garantizar un tratamiento seguro. Esta cooperación permite un enfoque integral y más detallado que puede mejorar la calidad de la atención al paciente.

a. Integración en equipos de atención primaria: Los farmacéuticos pueden trabajar junto con médicos de atención primaria y especialistas en un equipo de salud interdisciplinario para revisar los historiales de medicamentos de los pacientes y su dieta, identificar posibles interacciones y modificar los planes de tratamiento si es necesario.

b. Consultas colaborativas: Promover reuniones de consulta en las que se revisen los casos de pacientes que están tomando múltiples medicamentos o que tienen dietas especiales, para determinar la mejor estrategia para evitar interacciones.

c. Referencias y derivaciones: Cuando el farmacéutico identifica una posible interacción o necesita un enfoque más profundo, puede derivar a los pacientes a un médico o dietista especializado para una evaluación adicional. Este proceso asegura que la atención al paciente sea lo más completa y precisa posible.

d. Creación de planes de tratamiento personalizados: Desarrollar planes de tratamiento que incluyan recomendaciones dietéticas específicas junto con las indicaciones farmacológicas, lo que permite a los pacientes llevar un tratamiento más coherente y seguro.

3. IMPORTANCIA DE LA FARMACOVIGILANCIA EN LAS INTERACCIONES MEDICAMENTO-ALIMENTO

La farmacovigilancia se refiere a la ciencia y actividades relacionadas con la detección, evaluación, comprensión y prevención de efectos adversos de los medicamentos. Aunque se asocia comúnmente con medicamentos y efectos adversos generales, la farmacovigilancia también es crucial para identificar y registrar interacciones entre medicamentos y alimentos.

a. Monitoreo y reporte de eventos adversos:

Observación activa y pasiva: Los farmacéuticos pueden utilizar técnicas de monitoreo tanto activas (encuestas, revisiones periódicas) como pasivas (reportes espontáneos de pacientes) para identificar casos de interacciones medicamentosas y alimentarias.

Registro y análisis de casos: Documentar los casos identificados de interacciones y compartirlos con las autoridades reguladoras y plataformas de farmacovigilancia. Esto ayuda a construir una base de datos más robusta que puede utilizarse para futuros estudios e investigaciones.

b. Implicación en redes de farmacovigilancia:

Colaboración con entidades reguladoras: Los farmacéuticos pueden colaborar con agencias de control de medicamentos, como la Agencia Española de Medicamentos y Productos Sanitarios (AEMPS) o la FDA en Estados Unidos, para asegurar que las alertas sobre interacciones alimentos-medicamentos se actualicen y se comuniquen de manera efectiva.

Participación en estudios y ensayos clínicos: Ser parte de estudios de investigación que evalúan la seguridad y efectividad de medicamentos en combinación con dietas específicas, contribuyendo así al desarrollo de recomendaciones y guías actualizadas para la atención farmacéutica.

c. Programas de educación y sensibilización:

Campañas de concienciación: Iniciar campañas para informar al público sobre los riesgos de las interacciones medicamento-alimento y la importancia de seguir las recomendaciones del farmacéutico.

Desarrollo de protocolos internos: Elaborar y aplicar protocolos de farmacovigilancia dentro de la farmacia comunitaria para garantizar que cualquier posible interacción identificada se maneje de acuerdo a los estándares de seguridad y las mejores prácticas.

ANEXOS Y RECURSOS
LISTA DE ALIMENTOS COMUNES Y SUS INTERACCIONES CON MEDICAMENTOS

Aquí tienes una lista de alimentos comunes y sus interacciones con medicamentos, que puede ser útil para los farmacéuticos y profesionales de la salud al educar a los pacientes y gestionar el uso seguro de medicamentos:

1. Jugo de pomelo (toronja)

Medicamentos afectados: Estatinas (simvastatina, atorvastatina), benzodiazepinas (diazepam, lorazepam), bloqueadores de canal de calcio (nifedipino, verapamilo), medicamentos inmunosupresores (ciclosporina), algunos antihistamínicos.

Interacción: Inhibe la enzima CYP3A4, aumentando la concentración en sangre del medicamento y potencialmente causando efectos adversos severos como arritmias, toxicidad muscular, o efectos sedantes intensificados.

2. Alimentos ricos en vitamina K (espinaca, brócoli, col rizada)

Medicamentos afectados: Anticoagulantes orales (warfarina, acenocumarol).

Interacción: La vitamina K puede reducir la eficacia de estos medicamentos al interferir en la acción de la anticoagulación. Es crucial mantener una ingesta constante de vitamina K para evitar fluctuaciones en los niveles de INR (índice de coagulación).

3. Alimentos ricos en calcio (lácteos, suplementos de calcio)

Medicamentos afectados: Antibióticos como tetraciclinas y quinolonas (ciprofloxacino, levofloxacino), ciertos medicamentos para la tiroides (levotiroxina).

Interacción: El calcio puede formar complejos con estos medicamentos en el tracto gastrointestinal, reduciendo su absorción y eficacia.

4. Alimentos ricos en tiramina (quesos curados, embutidos, vino tinto)

Medicamentos afectados: Antidepresivos inhibidores de la monoaminooxidasa (IMAO), medicamentos para la enfermedad de Parkinson (selegilina).

Interacción: La tiramina puede provocar crisis hipertensivas al liberar grandes cantidades de norepinefrina, especialmente en pacientes que toman IMAO, que inhiben la descomposición de la tiramina.

5. Alimentos ricos en grasas (fritos, comida rápida, alimentos procesados)

Medicamentos afectados: Medicamentos liposolubles (vitaminas A, D, E, K, algunos antidepresivos, anticonvulsivos).

Interacción: Las comidas ricas en grasas pueden alterar la absorción de medicamentos liposolubles, aumentando o reduciendo su eficacia dependiendo de la formulación.

6. Alimentos con alto índice glucémico (pan blanco, azúcar, bebidas azucaradas)

Medicamentos afectados: Antidiabéticos orales (metformina, sulfonilureas), insulina.

Interacción: Los alimentos con alto índice glucémico pueden elevar rápidamente los niveles de glucosa en sangre, reduciendo la eficacia de los medicamentos antidiabéticos y aumentando el riesgo de hiperglucemia.

7. Alcohol

Medicamentos afectados: Medicamentos depresores del sistema nervioso central (benzodiazepinas, opioides, antidepresivos), medicamentos para la presión arterial (IECA, ARA-II).

Interacción: El alcohol puede potenciar los efectos sedantes y depresivos de estos medicamentos, incrementando el riesgo de somnolencia, mareos y depresión respiratoria. Además, el consumo de alcohol puede alterar la eficacia de medicamentos antihipertensivos y aumentar el riesgo de hipertensión.

8. Alimentos ricos en fibra (frutas, verduras, cereales integrales)

Medicamentos afectados: Medicamentos como levotiroxina, algunos medicamentos anticoagulantes, ciertos antibióticos.

Interacción: La fibra puede disminuir la absorción de algunos medicamentos al unirse a ellos y reducir su biodisponibilidad. Se recomienda espaciar la ingesta de medicamentos y alimentos ricos en fibra.

9. Cafeína

Medicamentos afectados: Medicamentos estimulantes (anfetaminas, algunos analgésicos de venta libre), medicamentos que afectan el sistema nervioso (antidepresivos, ansiolíticos).

Interacción: La cafeína puede potenciar los efectos estimulantes de algunos medicamentos y aumentar el riesgo de efectos secundarios como nerviosismo, insomnio y taquicardia.

10. Alimentos con alto contenido de potasio (plátanos, papas, naranjas)

Medicamentos afectados: Diuréticos ahorradores de potasio (espironolactona), medicamentos para la presión arterial (IECA, ARA-II).

Interacción: El exceso de potasio puede llevar a hiperpotasemia, especialmente en pacientes que toman medicamentos que conservan potasio, aumentando el riesgo de arritmias y otros efectos adversos.

11. Alimentos con antioxidantes (bayas, té verde, cítricos)

Medicamentos afectados: Medicamentos como algunos anticoagulantes y medicamentos para la presión arterial.

Interacción: Los antioxidantes pueden influir en el metabolismo de ciertos medicamentos y afectar su eficacia. Por ejemplo, el té verde puede alterar la acción de los anticoagulantes y los medicamentos que afectan la presión arterial.

Esta lista destaca la importancia de educar a los pacientes sobre la relación entre los alimentos y los medicamentos, y cómo ciertos hábitos alimenticios pueden influir en la efectividad y seguridad del tratamiento. Los farmacéuticos deben hacer hincapié en la necesidad de mantener un diálogo abierto con los pacientes sobre su dieta y cómo esta puede impactar en sus medicamentos.

Cuadro de medicamentos y su interacción con el jugo de pomelo

Aquí tienes un cuadro detallado que muestra algunos medicamentos comunes y sus interacciones con el jugo de pomelo, destacando el impacto en la absorción, metabolismo y potenciales efectos adversos:

Medicamento	Clase	Interacción con el Jugo de Pomelo	Efecto Potencial
Simvastatina	Estatina (hipolipemiante)	Inhibición de la enzima CYP3A4, que metaboliza la simvastatina.	Aumento de la concentración de simvastatina, riesgo de miopatía.
Atorvastatina	Estatina	Inhibición de CYP3A4.	Incremento en los niveles plasmáticos, riesgo de efectos secundarios.
Diazepam	Benzodiazepina	Inhibición de la CYP3A4, que metaboliza el diazepam.	Potenciación de los efectos sedantes y riesgo de depresión respiratoria.
Midazolam	Benzodiazepina	Inhibición de CYP3A4.	Potenciación de efectos sedantes, riesgo de sedación excesiva.
Losartán	Antihipertensivo (ARA-II)	Inhibición de CYP3A4, afecta la metabolización de losartán.	Aumento de los niveles de losartán, posible hipotensión.
Verapamilo	Bloqueador de canal de calcio	Inhibición de CYP3A4.	Potenciación de la acción del verapamilo, riesgo de bradicardia.
Ciclosporina	Inmunosupresor	Inhibición de CYP3A4.	Aumento de la concentración de ciclosporina, riesgo de toxicidad.

Medicamento	Clase	Interacción con el Jugo de Pomelo	Efecto Potencial
Fexofenadina	Antihista-mínico	Inhibición de la absorción del medicamento, reducción de la biodisponibilidad.	Disminución de la eficacia de fexofenadina.
Alprazolam	Benzodiazepina	Inhibición de CYP3A4, que metaboliza el alprazolam.	Potenciación de los efectos sedantes, riesgo de somnolencia y sedación excesiva.
Buspirona	Ansiolítico	Inhibición de CYP3A4.	Aumento de los niveles de buspirona, posible sedación excesiva.
Sildenafil	Medicamento para la disfunción eréctil	Inhibición de CYP3A4.	Potenciación de los efectos, riesgo de hipotensión y priapismo.

Explicación y Precauciones

Mecanismo de la Interacción: El jugo de pomelo contiene compuestos llamados furanocumarinas que inhiben la enzima CYP3A4, una enzima hepática responsable del metabolismo de muchos medicamentos. Esta inhibición puede aumentar la concentración de ciertos medicamentos en el cuerpo, incrementando el riesgo de efectos adversos y toxicidad.

Recomendaciones: Los pacientes que tomen medicamentos que interactúan con el jugo de pomelo deben evitarlo o consultar a su farmacéutico o médico para determinar una alternativa segura. También se puede optar por otros jugos como el de manzana o de arándano, que no tienen estas interacciones.

Este cuadro es esencial para que los farmacéuticos y los profesionales de la salud eduquen a los pacientes sobre los riesgos de consumir jugo de pomelo mientras estén en tratamiento con medicamentos que interactúan con esta bebida.

Guía de suplementos dietéticos y sus posibles efectos en medicamentos

Aquí tienes una guía detallada de algunos suplementos dietéticos comunes y sus posibles efectos en medicamentos, con ejemplos de interacciones, mecanismos y precauciones:

Suplemento Dietético	Interacción Potencial con Medicamentos	Mecanismo de Interacción	Efectos Potenciales	Precauciones
Hierro	Antibióticos, levotiroxina, y ciertos medicamentos para el corazón	Puede formar complejos con algunos medicamentos, reduciendo su absorción.	Disminución de la efectividad del medicamento, como antibióticos y medicamentos para la tiroides.	Tomar suplementos de hierro en horarios diferentes de los medicamentos afectados.
Calcio	Antibióticos (tetraciclinas y quinolonas), bisfosfonatos, levotiroxina	El calcio puede unirse a ciertos medicamentos en el intestino, reduciendo su absorción.	Menor absorción de medicamentos, disminuyendo su eficacia.	Separar la ingesta de calcio y medicamentos afectados por al menos 2 horas.

Suplemento Dietético	Interacción Potencial con Medicamentos	Mecanismo de Interacción	Efectos Potenciales	Precauciones
Vitamina K	Anticoagulantes orales (warfarina)	La vitamina K antagoniza los efectos de los anticoagulantes.	Reducción de la eficacia del anticoagulante, aumentando el riesgo de trombosis.	Mantener una ingesta constante de vitamina K y evitar cambios abruptos en la dieta.
Ginseng	Anticoagulantes, medicamentos para la presión arterial, y antidiabéticos	Puede afectar el metabolismo y la acción de algunos medicamentos.	Riesgo de sangrado (con anticoagulantes) o cambios en los niveles de glucosa.	Evitar el uso de ginseng si se toman anticoagulantes o medicamentos para la presión.
Ajo	Anticoagulantes, medicamentos para la presión arterial, medicamentos para el VIH	Puede aumentar la actividad de algunas enzimas hepáticas, alterando el metabolismo de medicamentos.	Potenciación del efecto anticoagulante o interacción con medicamentos antivirales.	Evitar el uso excesivo de ajo si se toman medicamentos que afectan la coagulación.
Hierba de San Juan (Hypericum perforatum)	Antidepresivos, anticonceptivos, anticoagulantes, medicamentos para el VIH	Actúa como inductor de CYP3A4, lo que acelera el metabolismo de algunos medicamentos.	Reducción de la efectividad de medicamentos como anticonceptivos y antidepresivos.	Evitar el uso concomitante con medicamentos que tengan un margen terapéutico estrecho.

Suplemento Dietético	Interacción Potencial con Medicamentos	Mecanismo de Interacción	Efectos Potenciales	Precauciones
Omega-3 (Ácidos grasos EPA y DHA)	Anticoagulantes, medicamentos para la presión arterial	Puede tener efectos anticoagulantes, potenciando la acción de medicamentos que diluyen la sangre.	Aumento del riesgo de sangrado y presión arterial baja.	Monitorear la ingesta de omega-3 al usar anticoagulantes.
Vitamina E	Anticoagulantes, medicamentos para la presión arterial	Puede actuar como anticoagulante, potenciando la acción de los medicamentos.	Mayor riesgo de sangrado.	Evitar altas dosis de vitamina E con anticoagulantes.
Magnesio	Antibióticos, medicamentos para la presión arterial y diuréticos	Puede alterar la absorción y la eficacia de ciertos medicamentos.	Reducción de la absorción de medicamentos, posibles efectos adversos.	Evitar tomar suplementos de magnesio al mismo tiempo que otros medicamentos.
Zinc	Antibióticos, medicamentos para el VIH	Puede formar complejos con medicamentos y alterar su absorción.	Disminución de la eficacia de los medicamentos, como ciertos antibióticos.	Tomar zinc en un horario separado de los medicamentos afectados.

Recomendaciones Generales para Pacientes

Consulta profesional: Antes de iniciar o cambiar la dosis de un suplemento dietético, consulte a su médico o farmacéutico, especialmente si está tomando medicamentos de forma regular.

Horarios de ingesta: Espaciar la toma de suplementos y medicamentos para reducir el riesgo de interacciones.

Monitoreo de efectos: Estar atento a síntomas inusuales o efectos adversos y reportarlos a un profesional de la salud.

Información sobre interacciones: Revisar las etiquetas de los suplementos y discutirlas con su farmacéutico para identificar interacciones potenciales.

Esta guía puede ayudar tanto a los profesionales de la salud como a los pacientes a entender mejor los riesgos y beneficios de los suplementos dietéticos y cómo manejarlos de manera segura en conjunto con la medicación.

ÍNDICE